DU

Rhumatisme Articulaire

Chronique

Simple ou d'Emblée

par le

Docteur F. CONSTANT

Ancien Interne des Hopitaux

Médecin Consultant

Saint-Dizier
Typographie et Lithographie O. Godard
1899

8-Td128 541

DU

Rhumatisme Articulaire

Chronique

Simple ou d'Emblée

par le

Docteur F. CONSTANT

ANCIEN INTERNE DES HOPITAUX

Médecin Consultant

8° Td 128 541

SAINT-DIZIER

TYPOGRAPHIE ET LITHOGRAPHIE O. GODARD

1899

HISTORIQUE

Le rhumatisme articulaire chronique simple ou d'emblée n'a pas d'histoire à proprement parler : elle se confond avec celle du rhumatisme en général ; c'est dire qu'au début rhumatisme et goutte peuvent se confondre cliniquement ; puis la distinction s'établit et dans le rhumatisme lui-même l'observation permet de séparer peu à peu les manifestations aiguës des manifestations chroniques et, parmi ces dernières, les formes graves des formes les plus simples.

Durant de longs siècles, la dénomination de rhumatisme est affectée à une série d'affections articulaires absolument diverses, à la condition de présenter les quelques caractères suivants : tuméfaction, rougeur, douleur, chaleur. C'est l'apogée de la théorie du catarrhe avec *Hippocrate*, *Arétée*, *Cœlius*. *Aurelianus*.

Baillou (1560-1616) a le premier l'idée de séparer la goutte du rhumatisme ; il propose d'affecter ce dernier terme à la plus mobile, la plus fluxionnaire, la plus aiguë des deux affections.

Sydenham continue l'œuvre de Baillou et trace nettement les limites cliniques de la goutte. En même temps il fait une esquisse remarquable du rhumatisme articulaire chronique ; il parle de sa fréquence, de ses accès, des liens qui semblent le rattacher à la goutte ; et en particulier il insiste sur les déformations persistantes analogues à celles de la goutte, et sur l'intégrité des autres fonctions de l'organisme après la disparition des accès. « L'estomac demeure valide et le reste de l'économie intact. »

Baglivi continue à appeler indifféremment podagre ou rhumatisme toute affection arthritique.

Boerhave fixe son attention sur la différence des deux états morbides (goutte et rhumatisme) au cours d'un rhumatisme grave dont il fut atteint.

Wan Swieten (Commentaires) ne donne pas une description précise du rhumatisme articulaire aigu.

Sauvages (1767) donne une étude très confuse du rhumatisme, dans lequel il fait entrer une quantité d'éléments disparates.

Stoll (1780) élargit le cercle du rhumatisme; il traite de son rôle et de son importance dans les affections viscérales, sans toutefois donner une idée bien nette, ni indiquer d'une façon précise les caractères propres qui permettent de séparer la phlegmasie rhumatismale des autres.

Cullen (1790) donne le premier une description nette du rhumatisme et de la goutte.

Bosquillon, son traducteur, considère la question du rhumatisme comme présentant encore pour lui bien des obscurités.

En 1800, *Laudré-Beauvais*, interne de Pinel à la Salpêtrière, produit une thèse intitulée : « Doit-on admettre une nouvelle espèce de goutte sous le nom de goutte asthénique primitive ? »

Barthez (1803), dans son traité des maladies goutteuses, range le rhumatisme dans les affections congénères de la goutte.

Avec *Gasc* (1803) commence la distinction entre le rhumatisme articulaire et le rhumatisme musculaire et entre les autres formes de la maladie.

En 1804, *Heberden* fait la description d'une lésion chronique des jointures ne débutant pas, comme la goutte, par le gros orteil, différant aussi du rhumatisme, parce qu'elle présente moins de douleur, mais plus déformante que la goutte et altérant plus rapidement les membres dans l'accomplissement de leurs fonctions.

Haygarth (1805-1813) fait paraître un traité spécial sur le rhumatisme articulaire aigu. En même temps, avec une certaine précision, il indique la nature des lésions caractéristiques de certaines formes de rhumatisme articulaire. il traite des nodosités qui se développent aux dépens des os eux-mêmes et qui ne sont pas des concrétions juxtaposées.

Moffait (1810) parle de la phlegmasie des synoviales des articulations.

Chomel (1813), dans son *Essai sur le rhumatisme*, n'admet pas de manifestations viscérales du rhumatisme, opinion qu'il modifie plus tard au moment des travaux de *Bouillaud* (1834-1840). Celui-ci trace définitivement une symptomatologie complète du rhumatisme articulaire aigu ; ses idées font encore loi de nos jours.

Lobstein (1833) en même temps avait tracé l'anatomie presque complète d'une des formes du rhumatisme articulaire chronique.

Colles, traitant des modifications osseuses articulaires, soutient qu'elles sont la résultante de deux processus absolument opposés, mais apparaissant en même temps : d'une part, absorption de l'os ancien et de son cartilage d'incrustation ; de l'autre, formation d'un os nouveau.

Avec *Lobstein*, *Colles*, *Adams* (1839) commence la période contemporaine du rhumatisme chronique.

En même temps se continuent les études d'anatomie pathologique :

Froriep et *Romberg* en Allemagne (1843-1851).

Smith en Irlande (1847).

Redfern en Ecosse (1849).

En France, *Bonnet*, de Lyon (1845).

Deville et *Broca* (1848-1851).

Arthrite sèche de *Broca* (1850).

Les travaux se multiplient :

En 1853, paraît la thèse de *Charcot* : « Etudes pour servir à l'histoire de l'affection décrite sous le nom de goutte asthénique primitive », où l'auteur affirme l'identité absolue du rhumatisme aigu, subaigu et chronique, et incriminant le système nerveux comme cause de déformations.

Puis viennent des thèses importantes : celles de *Trastour* (1853) sur le rhumatisme noueux ; de *Vidal* (1855) sur le rhumatisme articulaire chronique primitif ; de *Plaisance* (1858).

Zeis, *H. Meyer*, *Otto Weber* en Allemagne précisaient les altérations élémentaires propres aux différents tissus.

En dernier lieu, on peut dire que l'on doit en grande partie la constitution actuelle de l'anatomie pathologique et de la nosologie des formes profondes du rhumatisme chronique aux travaux réunis de *Fuller*, *Garrod*, *Charcot*, *Cornil* et *Ranvier*.

Pour arriver à faire une sélection méthodique dans la diversité d'aspect que présentent les variétés du rhumatisme chronique, il a fallu réunir aux perfectionnements de l'analyse clinique les recherches les plus délicates de la chimie et de l'histologie pathologique. Et malgré cela, pour bien dépeindre la confusion, un auteur répandu disait encore : « L'identité de quelques-unes des formes du rhumatisme articulaire chronique avec le rhumatisme vrai n'est pas évidente pour tous ; et la confusion séculaire de plusieurs d'entre elles avec la goutte persiste encore dans l'esprit d'un grand nombre de médecins. »

Trousseau lui-même, il y a 30 ans, disait : « Je ne crois pas qu'il soit permis aujourd'hui de poser des conclusions nettes et précises. » Toutefois il soutenait que le rhumatisme noueux progressif ressortissait plutôt du rhumatisme que de la goutte.

De nos jours, tout en voulant affirmer une liaison de continuité directe entre le rhumatisme articulaire aigu et le rhumatisme articulaire chronique, les discussions portent surtout sur l'origine des lésions et incriminent particulièrement le système nerveux.

DU RHUMATISME EN GÉNÉRAL

ET DU

RHUMATISME ARTICULAIRE CHRONIQUE

SIMPLE OU D'EMBLÉE EN PARTICULIER

Le rhumatisme, dit Dechambre, est une entité morbide spéciale, comprenant, dans ses limites étendues et mal circonscrites en certains points, des déterminations organiques nombreuses et variées, qui ont pour siège essentiel primaire ou primitif le tissu lamineux et l'appareil locomoteur, mais qui peuvent apparaître ou se propager dans tous les organes ou appareils, naissant parfois sous la seule action de causes extérieures, au premier rang desquelles se place l'influence du refroidissement et de l'humidité, mais affectant surtout les individus héréditairement ou constitutionnellement prédisposés, n'ayant pas de dyscrasie permanente définitivement classée, ni de produit anatomique spécifique, mais présentant, au milieu de la variété de ses phénomènes anatomo-pathologiques ou symptomatiques, des caractères propres, des allures spéciales, des analogies manifestes, des coïncidences ou des alternances particulières, qui permettent le plus ordinairement à l'analyse clinique de rapporter les faits observés à leur véritable nature, distincte de la goutte, etc. Voilà pour le rhumatisme en général.

Le rhumatisme articulaire chronique simple d'emblée porte en lui-même sa définition ; sa localisation est articulaire pour la plupart ; sa forme, chronique d'emblée, c'est-à-dire n'ayant jamais été précédée de poussées aiguës ou subaiguës. Et nous verrons dans la suite comme cette idée de chronicité d'emblée, pour le rhumatisme articulaire chronique simple, est difficilement admise. Elle se reflète dans presque tous les traités et dans certains travaux récents. Les partisans de la liaison fatale du rhumatisme articulaire aigu avec le rhumatisme chronique en général font parcourir aux lésions qu'ils enregistrent une série de chaînons, dont la progression, partant du rhumatisme articulaire aigu, aboutit fatalement, selon eux, aux formes graves du rhumatisme chronique, en passant par le rhumatisme subaigu, puis chronique simple, fibreux, osseux, etc. Cette conception facile, assez saisissante au premier abord, devient moins séduisante quand on songe que le point de départ est l'infection et que l'on n'a pu isoler aucun microbe bien défini dans les formes chroniques ; on a dû alors faire porter la lésion initiale, quelle qu'elle fût, sur le système nerveux à des degrés différents pour répondre aux classifications établies.

Passons plutôt en revue les principales et dernières publications faites à ce sujet :

Le professeur Jaccoud définit le rhumatisme articulaire chronique simple « celui dont les rapports avec l'arthrorhumatisme aigu et le rhumatisme constitutionnel sont les plus évidents ». Toutefois, il en présente deux aspects : dans un cas, c'est moins une maladie qu'une lésion locale représentée par une ou plusieurs arthrites consécutives à un rhumatisme subaigu ; dans l'autre, vraie maladie en évolution, avec arthropathies multiples, mobiles, se reliant d'une façon très souvent manifeste au rhumatisme articulaire aigu. C'est un des liens qui rattachent le plus solidement la fièvre rhumatismale, cette espèce de pyrexie passagère, avec un état constitutionnel permanent. Nous voyons donc ici deux formes de rhumatisme articulaire chronique simple, l'une succédant au rhumatisme articulaire aigu, l'autre au rhumatisme subaigu, la première ayant des liens avec un état constitutionnel permanent qui n'est autre que l'arthritisme ; nous en parlerons à propos de l'hérédité.

Jarjavay (Th. de Bordeaux 1887), dans ses conclusions, soutient que le rhumatisme chronique simple est la forme qui affecte avec le rhumatisme aigu les rapports de continuité les plus incontestables.

Le rhumatisme articulaire chronique simple peut débuter par des allures subaiguës ; le plus souvent il est chronique d'emblée. (Th. de Pélissié, Paris, 1889.)

La théorie de la diathèse rhumatismale eut aussi ses moments de faveur et conserve encore à l'heure actuelle bon nombre de partisans. *Bucquoy* prétendait que le réveil plus ou moins précoce de cette diathèse était capable de faire varier les manifestations. Survenant de bonne heure, nous voyons alors surgir le rhumatisme articulaire aigu ; si le réveil était tardif, nous avions alors comme manifestations le rhumatisme articulaire chronique ou la goutte.

Mollard (Th. de Paris, 1890), partisan aussi de l'existence d'une diathèse rhumatismale, fait rentrer dans cette diathèse le rhumatisme articulaire aigu et le rhumatisme articulaire chronique dont il proclame l'unité. Nous retrouvons toujours cette tendance à faire du rhumatisme chronique simple ou grave une succession fatale du rhumatisme articulaire aigu.

Enfin viennent les théories qui font du rhumatisme articulaire chronique en général une maladie névrotrophique. Ces idées sur l'origine nerveuse de la maladie constituent actuellement toutes les recherches, elles sont le fond de toutes les discussions, elles occupent une large place dans l'attention des congrès, sans cependant arriver à une entente bien nette.

C'est ainsi que nous voyons en France Bouchard, Marie, Chauffard, distinguer deux classes de rhumatisme chronique : l'un infectieux, succédant au rhumatisme articulaire aigu ; l'autre arthritique, chronique d'emblée, sans lien avec la fièvre rhumatismale, se présentant comme une trophonévrose primitive et fatalement progressive. Tessier et Roque de Lyon y ajoutent une troisième forme : le rhumatisme goutteux.

Suivant Lancereaux, le rhumatisme chronique, bien que succédant parfois au rhumatisme aigu, n'est pas avec lui en rapport de fréquence telle qu'il soit permis de voir entre eux une corrélation de cause à effet.

En parlant du rhumatisme chronique, le Dr Barjon, de Lyon (Th. 1897), prétend que, dans quelques cas où leur début paraît chronique d'emblée, des poussées subaiguës viennent traduire leur vraie nature. Les rhumatismes subaigus leur servent de transition.

Au Congrès allemand de médecine de Berlin (1897), Bæumler, de Fribourg, dit que l'on doit entendre sous le nom de rhumatisme articulaire chronique les formes chroniques du rhumatisme articulaire aigu qui se produiraient, suivant lui, par des retours subaigus de la maladie aiguë insuffisamment traitée ; elles sont devenues bien plus rares depuis l'emploi du salicylate dans la thérapeutique. » La dernière partie de cette considération, sinon originale, paraît du moins assez bizarre.

Massalongo de Padoue (Congrès italien de médecine, Rome, 1897) dit que le rhumatisme articulaire chronique est sous la dépendance d'un trouble nerveux.

La discussion se poursuit donc encore de nos jours assez ardente dans tous les pays, avec des divergences d'opinions et des rapprochements qui ne permettent guère de se faire une idée complète du rhumatisme chronique, quelle que soit la forme que l'on considère.

Nous n'avons envisagé qu'une seule de ces formes : nous allons nous efforcer de dégager ses principaux caractères, ses origines et de montrer qu'elle constitue une forme à part, indépendante du rhumatisme articulaire aigu et des autres formes graves du rhumatisme chronique.

ÉTIOLOGIE

Le rhumatisme articulaire chronique simple, comme les autres formes du rhumatisme chronique, est donc de vieille date ; l'étiologie, à peu de divergences près, est la même pour toutes les formes.

CLIMAT. — On trouve le rhumatisme chronique simple dans tous les climats tempérés ou chauds ; on ne l'a pas rencontré dans les climats excessifs (régions intertropicales ou voisines du pôle). L'influence du climat constitue un facteur sérieux ; qu'il nous suffise de rappeler un exemple cité déjà maintes fois ; on sait que les créoles transportés dans un climat tempéré, Paris par exemple, contractent le rhumatisme chronique à l'égal des autres habitants.

L'action du séjour dans les villes n'est pas encore prouvée, disent les auteurs ; et cependant nous avons pu constater les faits suivants. A la campagne, à part les cas de rhumatisme articulaire aigu, qui sont relativement peu fréquents, nous n'avons jamais rencontré la forme simple du rhumatisme chronique et parmi les formes graves, seules les nodosités d'Heberden étalent, et combien rarement encore, leurs déformations caractéristiques, particulièrement chez les vieillards. La ville, au contraire, nous offre toutes les formes du rhumatisme chronique et chaque forme avec une multiplicité rare qui semble faire de la société un vaste champ de rhumatisants. Le rhumatisme chronique dans toutes ses allures, et nous ajouterons même ici surtout les plus graves, heurte toutes les classes de la société. Il rencontre, là plus qu'ailleurs, de puissants auxiliaires qui l'aident avec énergie et sûreté dans son œuvre plus ou moins lente de destruction ; nous les retrouverons à propos de l'hygiène et du régime.

AGE. — Le rhumatisme chronique simple apparaît à toutes les époques de la vie ; s'il est moins fréquent dans l'enfance, où cependant il a été signalé, il frappe surtout les adultes et les vieillards. En effet et à l'égal des autres formes graves du rhumatisme chronique, c'est plutôt une maladie de l'âge adulte et encore plus de l'âge mûr. La moyenne désignée par les auteurs se place entre 40 et 60 ans. Celle que nos observations nous ont permis d'établir est de 44 ans. Ce n'est donc pas la vieillesse, mais l'âge mûr qui est atteint, et à un âge où l'homme prêt à profiter de ses labeurs et de ses recherches voit avec effroi une affection chronique s'attacher à ses pas pour désarmer son énergie et diminuer ses forces.

Sexe. — Le rhumatisme chronique simple d'emblée apparaît indifféremment dans l'un et l'autre sexe et dans des proportions à peu près égales. Vidal et Trastour font seuls des différences et, encore seulement au point de vue des autres formes du rhumatisme chronique, qu'ils appellent goutte des femmes, parce que ces accidents apparaissent le plus souvent après la ménopause. Garrod soutient que les cas les plus graves se rencontrent dans le sexe masculin. Nous donnons ces appréciations à titre de comparaison.

Fréquence. — Il existe un grand nombre de formes superficielles ou frustes de l'affection, d'atteintes légères ou passagères, de localisations articulaires, qui n'arrivent pas à l'observation du médecin ou échappent à tout dénombrement (Dechambre). Ces formes superficielles réunies de l'arthrorhumatisme chronique constituent évidemment une somme plus considérable que ne le ferait l'addition des cas de rhumatisme articulaire aigu et subaigu ; leur fréquence absolue est considérable. Celle-ci nous a frappé ; sur 93 cas de rhumatismes chroniques que nous avons soignés, nous avons trouvé 26 cas de rhumatismes chroniques simples d'emblée, sans parler des manifestations nombreuses de douleurs vagues auxquelles on colle habituellement l'étiquette de douleurs rhumatoïdes. La proportion serait à peu près égale à 25 0/0.

Hérédité. — L'hérédité marque de son sceau presque tous les cas que nous présentons. Quant à l'étendue de son rôle, quant à son influence sur l'évolution de la maladie, ce sont là questions que nous discuterons plus tard. Cette loi de l'hérédité est presque générale et commune à toutes les formes de l'arthrorhumatisme. Nous disons presque générale, car nous avons trouvé des malades dont les antécédents héréditaires ne relevaient rien qui pût se rattacher à l'affection, qui avant l'apparition des arthrites ne présentaient aucun de ces signes directs que nous décrirons plus tard, mais qui ressentaient toutefois depuis quelque temps quelques-uns de ces troubles que l'on a rangés depuis avec raison dans l'arthritisme ; nous voulons parler de la migraine, des dyspepsies gastro-intestinales, des dermatoses.

A côté de cela, nous présentons plusieurs exemples où les questions d'hygiène, de régime, où l'action du froid semblent avoir eu un rôle prépondérant dans l'éclosion de la maladie.

L'hérédité directe se montre très souvent, et par hérédité directe nous entendons la prédisposition, transmise aux enfants, de contracter celle des formes du rhumatisme chronique dont souffraient les parents. En général, goutteux comme rhumatisants peuvent procréer indistinctement des rhumatisants et des goutteux, lesquels, suivant une infinité de conditions, de circonstances, présenteront l'une des formes du rhumatisme ou de la goutte.

Froid. — Parmi les autres facteurs étiologiques, il faut signaler les agents atmosphériques. Tous les auteurs s'accordent à reconnaître l'influence du froid et de l'humidité, soit comme cause essentielle, soit comme cause occasionnelle de l'apparition des accidents. Et en effet cette influence se fait sentir dans toutes les formes du rhumatisme chronique et, quoique n'appartenant pas à la forme simple que nous étudions, laissez-nous citer le cas d'une femme, occupant une situation aisée, qui lavait un jour d'hiver des bouteilles dans de l'eau froide. Le soir même, un œdème occupait la face dorsale des deux mains ; l'œdème disparu, au bout de quelques jours, des nodosités d'Héberden siégeaient à l'union de la phalangette et de la première phalange de l'index et du médius des deux mains (lésion symétrique).

L'influence du froid a fait dire que le rhumatisme chronique en général est la maladie du pauvre ; il n'en est rien. Cette influence se fait sentir sur tous les individus, à quelque catégorie qu'ils appartiennent ; le pauvre y est peut-être plus exposé que le riche, et encore c'est lui qui est le moins facilement et le plus rarement atteint. Jetez plutôt un regard sur cette classe particulière de travailleurs qui peinent toute la journée dans l'eau, pêcheurs de profession ou de contrebande, laveuses de lessives, etc., il en est bien peu parmi eux qui présentent une manifestation quelconque du rhumatisme chronique. L'habitude, suivant la vieille définition, crée-t-elle chez eux une seconde nature ? Nous voulons le croire.

Hygiène. — L'hygiène, le régime, l'habitation, la vie sédentaire et par conséquent le manque d'exercice jouent aussi un rôle immense dans l'éclosion des accidents.

L'hygiène, malgré la multiplication des conseils, est encore bien négligée de nos jours et dans ses points même les plus essentiels. Cela tient-il à la paresse, à la négligence inhérente aux individus touchant la matière ? Nous ne le savons pas ; nous constatons souvent le fait. Parmi les nombreuses questions dont s'occupe l'hygiène, l'habitation tient une large place.

Tout le monde sait que les logements les plus chauds sont ceux qui sont exposés au midi ; que les logements exposés au nord sont aussi les plus froids : le soleil fait là de rares et courtes apparitions, l'influence des vents s'y fait plus sentir et surtout des vents froids. Il est aisé de comprendre que l'arrivée en transpiration dans ces logements frais peut donner lieu à de multiples accidents, et parmi ceux-ci à des douleurs rhumatismales ou être l'origine de désordres articulaires à une époque plus ou moins éloignée.

Tel autre habite une chambre qui semble bien saine ; mais le lit est adossé à un mur humide, ou à une cloison légère donnant sur une cour froide et exposée au nord.

A cette question d'habitat se lie tout naturellement celle de la sédentarité, de la privation d'exercice. Celles-ci fournissent à la statistique les cas les plus nombreux et peut-être les plus intéressants de rhumatisme chronique d'emblée. Et la classe est nombreuse de nos jours de ceux que leurs occupations condamnent des journées entières à l'immobilité. Le fonctionnarisme à outrance, augmenté chaque jour, très souvent dans un but de propagande illicite, consume lentement, mais sûrement l'espèce humaine. A côté, nous avons le travailleur que la lutte de chaque jour aiguillonne, depuis l'industriel dont les heures s'écoulent à un labeur acharné devant la table de travail jusqu'au commerçant qui passe une partie de sa vie enfermé dans son comptoir. Ils ne sentent pas le refroidissement que provoque l'immobilité ; le mal fait son travail sournoisement, attend le moment favorable, l'occasion propice pour se révéler. Ce n'est pas à dire que tous sans exception soient fatalement voués au rhumatisme chronique : ce serait de notre part exagération ; mais ce que nous pouvons assurer, c'est qu'ils s'y exposent grandement. Ceux que l'hérédité a déjà marqués de son sceau marchent sûrement vers le mal.

Il nous reste à parler du régime. Là surtout la matière est abondante ; un vaste champ s'ouvre aux ennemis de l'alcoolisme. Car, si tout va à l'excès de nos jours, particulièrement la débauche de boissons et surtout de boissons malsaines, dénaturées, occasionne de terribles blessures, fait des vides dans l'espèce humaine. Il souffle à l'heure actuelle un impérieux besoin de vivre à outrance ; il règne un désir violent d'excès de toutes sortes et dans toutes les classes de la société. Le désordre est partout ; il s'étale obscurément dans la chaumière du pauvre, avec ostentation sous les lambris du riche. Chez l'un les mets sont nombreux et variés, les vins généreux coulent en abondance ; à la bonne chère succède la paresse, le manque d'exercice : la digestion est lente et la nutrition ralentie. Chez l'autre, les mets sont plus grossiers, mais l'alcool remplace le luxe de table du précédent. Ajoutons à cela la débauche sous d'autres formes ; voilà les terribles auxiliaires dont nous parlions plus haut au début du chapitre.

Que dire encore de la misère, dont on a cité l'influence ? Sans vouloir dégager les origines de cette misère, qui devient de plus en plus rare de nos jours, grâce aux nombreuses œuvres de bienfaisance, nous croyons qu'elle joue un rôle dans l'apparition des accidents chroniques du rhumatisme, mais dans les formes graves ; nous lui dénions cette influence dans la forme simple que nous étudions.

Enfin, pour terminer, nous devons encore ajouter l'influence du traumatisme. Le docteur Ingelraus, de Lille, dans une publication récente, fait suivre son exposé des réflexions suivantes : « Le rhumatisme articulaire aigu ou chronique peut survenir à l'occasion d'un ébranlement quelconque de l'économie (émotion ou traumatisme), comme il survient à l'occasion du froid ou de l'humidité. »

Il est très souvent difficile de retrouver parmi ces causes essentielles ou prédisposantes celle qui a provoqué l'apparition des accidents et il faut remonter souvent aussi très loin dans l'histoire d'un individu pour retrouver la véritable cause. Et parmi celles-ci il en est dont le pénible souvenir a fortement impressionné la mémoire, frappé l'imagination et qu'il est facile de trouver ; telles sont les misères de l'année terrible. Combien de nos soldats, au début jeunes, pleins de vigueur et d'entrain, sont maintenant des perclus, que la goutte et le rhumatisme tiennent à jamais enserrés, victimes fatales des misères et des privations de toutes sortes qu'ils ont dû supporter durant cette campagne sanglante, dont les phases meurtrières se déroulèrent surtout pendant cet hiver rigoureux de 1870-71 !

D'autres, en raison de leur peu d'importance, ont peu imprimé le souvenir. C'est une chute dans une rivière, un bain de pied forcé, un refroidissement à la chasse, le séjour dans une habitation humide, des imprudences de toutes sortes, etc..., toutes choses très souvent oubliées par le malade, ou peu appréciées et que le médecin finit par découvrir après une investigation minutieuse.

Nous voyons donc que multiples sont les causes qui peuvent favoriser l'éclosion du rhumatisme chronique simple d'emblée.

SYMPTOMATOLOGIE

Le rhumatisme articulaire chronique simple est désigné, au point de vue des lésions, sous les noms de rhumatisme synovial, arthrite synovite sèche, pour bien montrer sa superficialité et sa bénignité anatomiques.

Il est chronique d'emblée ; son début est insidieux, sa marche est parfois extrêmement lente ; il a été généralement précédé de manifestations vagues. Il peut rester longtemps presque inaperçu, ou inapprécié par les malades. Et ceux-là sont nombreux qui présentent, dans la série de leurs souffrances, des douleurs articulaires passagères dans les petites et les grandes jointures, des phénomènes d'arthrite sèche marqués par des craquements habituels, des claquements, de la faiblesse et de la raideur. (Dechambre.)

Ceci nous amène à parler de la période qui précède la localisation articulaire ; elle peut être courte, mais c'est la rareté ; elle est ordinairement très longue, se chiffrant non seulement par des mois, mais presque toujours par des années. Cette lenteur dans l'évolution des arthropathies est un de ses caractères distinctifs. La lésion s'installe graduellement, petit à petit, sans bruit. Les autres formes du rhumatisme chronique, la goutte, ont une allure plus rapide.

Cette longue période, que l'on peut donc appeler prodromique, ne présente qu'une série de douleurs incertaines, fugaces, passagères, très faibles comme intensité et que certains appellent rhumatoïdes ; d'autres les désignent sous le nom de goutte vague ; certains les considèrent comme précédant de plus ou moins loin, chez les individus prédisposés, les attaques de rhumatisme articulaire aigu ; cette incertitude se fait sentir dans la littérature médicale. Quoi qu'il en soit, nous retrouvons toujours ces douleurs dans la période qui précède l'éclosion des accidents articulaires. Elles ont même cette particularité intéressante que nous avons remarquée maintes fois : c'est qu'elles semblent affectionner surtout comme siège la section du corps où apparaîtront plus tard les phénomènes articulaires ; quelquefois même avec insistance l'articulation qui sera plus tard le siège des désordres. Elles ne sont pas continues, mais leur retour incertain et irrégulier, plus ou moins espacé, affecte de préférence leur première localisation. Elles sont tout à la fois articulaires et musculaires. Elles se distinguent des douleurs prodromiques du rhumatisme articulaire aigu en ce qu'elles sont moins errantes, moins mobiles, et présentent un caractère de plus grande fixité. Elles affectent de préférence les grandes articulations et en particulier le genou et l'épaule, puis le coude et la hanche et, parmi les petites articulations, le poignet, le cou-de-pied particulièrement ; nous avons remarqué pour cette dernière articulation que très souvent l'apparition des douleurs était due à un traumatisme, contusion, etc.... Il n'y a pas de tendance à envahir les jointures des membres, en allant de la périphérie à la racine. Les articulations du rachis peuvent aussi être atteintes, mais sans jamais être déformées.

Ainsi donc, après une période prodromique plus ou moins longue, le malade ressent bientôt dans une articulation une lourdeur qui devient persistante ; le phénomène s'accentue au point que le malade commence à éprouver une certaine gêne dans l'articulation atteinte ; les mouvements, sans être douloureux, sont difficiles ; ils ont perdu de leur ampleur. Les mouvements de flexion pour le genou, d'élévation pour l'épaule sont très incomplets ; une certaine raideur semble brider l'articulation malade ; il n'y a jamais d'impotence. Le gonflement existe ou n'existe pas. Cette invasion du mal dans l'articulation qu'il a choisie suit encore ici une marche lente et insidieuse.

Dans certains cas, les divers éléments de l'articulation sont distendus et l'œil constate du côté malade une certaine augmentation de volume. Elle n'est jamais considérable ; elle n'atteint pas les proportions des lésions des différentes affections chroniques ou aiguës qui peuvent assiéger une articulation. La peau à sa surface a conservé sa coloration normale ; pas de rougeur, pas de chaleur. La pression n'occasionne généralement aucune douleur. La gêne, la raideur incommodent seules le malade ; elles sont plus accentuées le matin au lever ou lorsque le malade est resté pendant quelque temps assis. La difficulté des mouvements, déjà assez marquée, augmente dans ces circonstances. Lorsque deux articulations sont touchées, elles ne sont jamais atteintes au même degré.

Dans d'autres cas, et ils sont excessivement fréquents, on ne constate pas de tuméfaction ; la difficulté des mouvements, la raideur et la crépitation articulaires sont les seuls signes qui permettent d'affirmer que l'articulation est en souffrance.

Chez d'autres enfin, pas de tuméfaction, pas de gêne articulaire, mais, en faisant exécuter des mouvements aux articulations, et ceci particulièrement pour les genoux, on perçoit une crépitation articulaire plus ou moins intense, jamais égale des deux côtés ; ce sont les craquements caractéristiques de l'arthrosynovite sèche.

Ces craquements, frottements, sont constatables à distance ; ils s'entendent quand le malade monte les escaliers, quand il se lève de sa chaise, quand il descend du lit et en général à tout changement d'attitude, après un repos de plus ou moins longue durée. Suivant certains, ces craquements surviendraient après plusieurs retours plus ou moins nombreux de l'affection sur l'articulation. Personnellement, nous ne croyons pas que la répétition des phénomènes douloureux soit nécessaire pour produire ces craquements ; nous les avons constatés chez des personnes qui avaient eu des douleurs insignifiantes en apparence, même rarement et qui de plus ignoraient ces frottements. Ces craquements, qui mettent longtemps à disparaître, sont en général plus fins que dans les autres formes.

Ces bruits sont en rapport avec un état particulier de l'articulation et surtout de la synoviale, que nous étudierons plus loin ; ils ne peuvent pas être reproduits plusieurs fois de suite ; il faut, pour les répéter, que le membre soit immobile pendant quelques minutes.

Ces arthropathies non seulement indolores sont généralement fugaces ; la symétrie est la règle pour les grandes articulations ; mais, à côté de cela, la lésion est souvent monoarticulaire. Il n'y a pas de tendance à la généralisation.

L'apyrexie est complète ; les réflexes sont normaux, tandis qu'ils sont exagérés dans les formes graves du rhumatisme chronique ; les sensibilités tactile et thermique sont conservées.

Généralement, dit-on, le rhumatisme articulaire chronique simple présente, à la manière de la plupart des formes du rhumatisme chronique, des exacerbations tantôt légères, localisées, subaiguës, apyrétiques en apparence. Nous avons constaté ces exacerbations, mais combien rarement ! et voici sous quels aspects. Elles se présentaient sous forme de légères poussées douloureuses, localisées aux articulations précédemment atteintes, sans toutefois *provoquer l'apparition du gonflement. Jamais de fièvre.* Le refroidissement était toujours le seul facteur reconnu comme provocateur des accidents. A ce sujet, laissez-nous rappeler le cas d'un malade peu docile, qui, malgré les conseils réitérés de son médecin, persistait, par les froides soirées estivales de notre climat vosgien, à rester assis devant son hôtel jusqu'à 10 heures du soir, sans prendre aucunes précautions. Au bout de quelques jours, un réveil douloureux, apyrétique, sans gonflement articulaire, se produisit du côté de l'articulation malade.

Nous avons parlé au début des douleurs vagues ; il nous paraît bon ici d'esquisser les caractères de la douleur en général et d'étudier son importance et son rôle dans la forme simple de rhumatisme chronique qui nous occupe ; il va sans dire que nous avons particulièrement en vue la douleur articulaire — quand elle existe.

Ses caractères sont assez difficiles à préciser ; elle n'est jamais vive, ni lancinante, ni térébrante ; c'est une douleur sourde, plutôt gênante ; elle ne présente aucun caractère d'acuité dans les réveils douloureux dont nous parlions plus haut. C'est plutôt une menace lointaine de l'invasion future du mal ; c'est le grondement sourd qui précède l'éruption. Elle n'est pas continuelle ; une fois la lésion établie, pendant les quatre ou cinq premiers jours, les rémittences sont de peu de durée ; puis elle présente des intermittences et des rémittences très longues. Comme la raideur articulaire, elle est un peu plus accentuée le matin au lever et quand le malade se lève après être resté un moment au repos. Elle s'accentue sous l'influence du froid ; elle semble alors prendre plus d'extension.

La douleur existe-t-elle toujours ? La douleur est de règle dans le rhumatisme chronique noueux progressif ; elle précède les déformations, sans compter les crampes, fourmillements, etc., qui forment son cortège ordinaire. Dans le rhumatisme articulaire chronique simple, la douleur en général précède la lésion ; elle peut demeurer avec celle-ci comme elle peut disparaître une fois la manifestation articulaire établie, et dans d'autres cas excessivement rares la lésion existe, s'affirme, sans qu'il y ait eu de douleurs antérieurement. Nous pouvons encore ajouter qu'à peine 1/3 de ces rhumatisants chroniques simples éprouvent des douleurs articulaires. Seules les douleurs vagues ont ouvert la scène.

La douleur affecte une prédilection particulière pour certaines saisons : le printemps et l'automne.

L'atrophie musculaire n'existe pas ; on observe quelquefois un peu de faiblesse musculaire, due probablement à l'irritation produite par les matériaux de déchet.

L'intégrité des reins est parfaite.

Dechambre prétend que l'endartérite chronique s'associe fréquemment au rhumatisme chronique le plus léger ; pour notre part, nous n'avons jamais observé de troubles circulatoires ni cardiaques. Les fonctions digestives sont généralement épargnées.

Le rhumatisme chronique simple accompagne fréquemment la gravelle, la migraine, l'eczéma.

Pouvons-nous dire que la forme simple du rhumatisme chronique doit évoluer fatalement plus tard vers l'une ou l'autre des formes graves ? Cette évolution prête encore à bien des discussions ; elle a de nombreux partisans ; nous donnerons notre opinion dans la suite.

Certains auteurs admettent deux variétés dans la forme simple : l'une bénigne, l'autre plus grave. Nous croyons cette distinction inutile.

La description que nous venons de faire de la forme simple, la lenteur de l'évolution, le caractère de la lésion articulaire établissent déjà assez nettement une différence marquée entre cette forme et les autres lésions articulaires chroniques que l'on pourrait lui opposer. Nous ajouterons encore d'autres caractères distinctifs dans la suite. Sa bénignité suffit d'ores et déjà à lui marquer une place à part.

ANATOMIE PATHOLOGIQUE

Au point de vue du caractère anatomique des lésions articulaires, nous ne connaissons rien d'autre que les descriptions des auteurs, auxquelles nous nous rapportons entièrement.

« Dans des cas très nombreux, dont la réunion constitue un groupe très naturel, très peu étudié au point de vue anatomique et que nous nommerons rhumatisme chronique simple, les altérations articulaires ne semblent guère dépasser le degré moyen qui appartient au rhumatisme articulaire subaigu. C'est très exceptionnellement qu'elles s'avancent vers les parties profondes ; elles ne déforment en réalité, dans aucun cas, les extrémités articulaires. Les lésions de la synoviale, du cartilage et généralement celles des tissus périarticulaires ne dépassent pas le 1er degré ; c'est une arthrite sèche chronique, mais superficielle (Dechambre). »

Les cartilages ont plus ou moins complètement perdu leur aspect brillant, lisse et poli : ils sont inégaux, entrecoupés de fissures ou éraillés et parsemés d'érosions (Jaccoud).

En somme, on peut dire que les altérations microscopiques sont analogues à celles de l'état aigu. Le tissu fibreux qui double la synoviale et celui des ligaments périarticulaires est souvent rigide, de sorte que la capsule forme une poche sans élasticité, irrégulièrement distendue ou rétractée.

La radiographie a été employée pour les autres formes du rhumatisme chronique ; elle a donné des résultats positifs. Nous ne croyons pas que cet examen ait été pratiqué pour le rhumatisme articulaire chronique simple d'emblée ; d'ailleurs le caractère de superficialité des lésions ne peut guère prêter à un résultat positif.

DE L'ACIDE URIQUE

L'acide urique est un corps blanc, inodore et insipide qui donne des cristaux microscopiques ayant l'aspect de tables lisses, rhomboïdales, transparentes, dont les angles obtus sont fréquemment arrondis. On trouve aussi des cristaux en forme de pierre à aiguiser (Engel).

Les cristaux d'acide urique se groupent fréquemment en amas qui affectent la forme de rosaces.

Il est très peu soluble dans l'eau (14.000 parties d'eau froide et 1.800 parties d'eau bouillante). Il est insoluble dans l'alcool et l'éther, soluble dans la glycérine et l'acide sulfurique, dont il est précipité par l'eau.

L'acide urique se dissout dans une solution de phosphate de soude ; il enlève pour cela au sel de soude une partie de sa base qui lui permet de se transformer en urate de soude, pendant que le phosphate est converti en phosphate acide. Cette transformation pourrait faire croire que l'acidité de l'urine est due à l'acide urique ; il est certain toutefois que l'acide urique n'est que la cause indirecte de l'acidité de ce liquide.

Si l'on traite une partie d'acide urique par quatre parties d'acide azotique concentré, il y a dissolution avec effervescence et tout le liquide se prend en masse. L'acide urique s'est dédoublé en alloxane et urée.

L'acide urique possède particulièrement la propriété de fixer la matière colorante de l'urine.

Chauffé, il se décompose en urée, acide cyanique, carbonate d'ammoniaque, acide cyanhydrique, charbon.

Sa formule : $C^5 H^4 Az^4 O^3$.

Carbone	35,714
Hydrogène	1,191
Azote	33,333
Oxygène	19,048
Eau	10,714
	100,000

L'acide urique est un acide faible bibasique. Ses sels principaux sont : 1° *L'urate de sodium* qui forme la plus grande partie des dépôts rougeâtres de l'urine et affecte l'aspect de grains amorphes ou de prismes réunis en étoile. En ajoutant une goutte d'acide acétique, on obtient des cristaux d'acide urique ; 2° *L'urate d'ammonium ;* 3° *L'urate de potassium ;* 4° *L'urate de calcium ;* 5° *L'urate de magnésium ;* 6° *L'urate de lithine*, le plus soluble de tous.

Dosage. — On précipite l'acide urique par l'acide chlorhydrique concentré, on recueille le précipité et on le pèse ; c'est le procédé le moins exact et le moins délicat. Celui de Salkowski, le plus exact, mais un peu long et délicat, a pour principe la précipitation de l'acide urique à l'état d'urate double d'argent et de magnésie. Nous ne voulons pas décrire ici la technique de laboratoire.

Influence des médicaments. — Celle-ci est peu connue. Le sulfate de quinine diminue la production de l'acide urique ; l'ingestion des bicarbonates et carbonates alcalins (surtout la lithine) fait disparaître, dit-on, les dépôts d'acide urique assez rapidement ; il y a là toutefois une question de solubilité, les urates alcalins et notamment celui de lithine étant plus solubles que l'acide urique.

Influence de la température. — Quand il n'y a pas d'élévation de température (goutte chronique, rhumatisme chronique simple), l'acide urique ne subit plus la destruction au sein des tissus phlegmasiés, d'où les dépôts articulaires.

Mordhorst en Allemagne a donné une curieuse explication de l'influence de la température sur l'acide urique de l'économie. Suivant lui, si une sensation de froid occasionne une douleur au point refroidi, c'est parce que, sous l'influence de l'abaissement de la température locale, il s'y fait une petite précipitation de cristaux d'acide urique dans le tissu fibreux ou conjonctif, cristaux qui augmentent de grosseur, obstruent les espaces conjonctifs, origine des vaisseaux lymphatiques, troublant ainsi la circulation, d'où la douleur.

Physiologie. — L'acide urique, comme l'urée, doit être regardé comme un produit de déchet ; il résulte en effet de la transformation des matériaux azotés, de la désassimilation des matières albuminoïdes. Ce n'est pas un produit ultime de combustion, car, introduit dans l'économie, il est encore comburé et donne naissance à de l'urée. Par oxydation progressive, l'acide urique se transforme en allantoïne, acide oxalique, anhydride carbonique et urée.

Il est à peu près certain qu'il se forme plus d'acide urique qu'il n'en est éliminé par les urines.

Dans l'organisme, l'élimination de l'acide urique et celle de l'urée sont en sens inverse ; nous verrons plus tard ce que devient cette relation pendant le traitement.

Les causes qui déterminent un accroissement de la désassimilation diminuent la production de l'acide urique et augmentent celle de l'urée et inversement. La quantité d'acide urique varie sous l'influence du régime, s'abaissant avec un régime végétal et s'élevant avec un régime très azoté.

L'acide urique éliminé dans les 24 heures est en moyenne de 0.30 à 0.40 cg. suivant les uns, de 0.30 à 0.80 cg. disent les autres. Le sang en renferme également et la proportion dans ce liquide augmente dans la goutte.

On rencontre l'acide urique libre ou mélangé d'urate de soude dans les concrétions articulaires des goutteux et dans les calculs. Il paraît n'être éliminé que partiellement par les urines ; une autre partie est oxydée dans l'économie (Expériences de Frerichs et de Wœhler).

En somme, la plus grande partie de l'acide est contenue dans l'urine, à l'état d'urate alcalin ; mais le plus souvent même, à l'état normal, cette urine contient de l'acide urique libre, mis en liberté, soit après l'émission (fermentation acide), soit dans la vessie.

Lorsqu'un individu est dans un état habituel de bonne santé, on peut observer un excès d'acide urique après un exercice musculaire exagéré, une grande fatigue, un excès de travail, un changement de régime ; si l'excès persiste, la gravelle urique est presque imminente.

L'acide urique augmente dans l'emphysème, dans les

affections cardiaques, où il y aurait diminution dans les oxydations (prof. Spillmann), chez les obèses, dans le diabète, dans la leucémie, il augmente encore dans les affections fébriles, les fièvres infectieuses, dans lesquelles la désassimilation des tissus est suractivée, dans les fièvres éruptives, la pneumonie. Il diminue dans l'intoxication saturnine, l'anémie, la chlorose, dans les affections de la moelle et des reins, dans la goutte et le rhumatisme chronique, où l'acide urique s'accumule dans le corps. L'apparition de l'excès d'acide urique est d'un bon augure au cours d'un accès de goutte ou de rhumatisme.

Existence dans l'organisme. — L'acide urique a été signalé dans presque tous les organes à l'état de traces, dans le sang, le foie, les poumons, le cerveau, la rate, les reins, le suc musculaire ; on l'a trouvé aussi dans quelques sécrétions (salive, mucus laryngé, bronchique, nasal, utéro-vaginal) ; c'est surtout l'urine qui en renferme la plus grande quantité, non pas à l'état libre (très peu), mais surtout sous la forme d'urates alcalins et en particulier d'urates de soude.

Origine, mode et lieu de formation de l'acide urique. — Ici commence le chaos des hypothèses et à cette heure la question n'est pas encore complètement définie. On sait et on dit que l'acide urique est surtout un produit de désassimilation des matières albuminoïdes. Mais, dit Beaumis; desquelles provient-il ? Quels sont les produits intermédiaires ? Dans quels organes se forme-t-il ?

N'y aurait-il pas dans cette production exagérée d'acide urique l'indice d'une altération cellulaire originelle ?

Voyons plutôt les différentes hypothèses émises à ce sujet.

Rheineck obtient par réduction de la sarcine et de la xanthine en traitant l'acide urique par l'amalgame de sodium. Les produits d'oxydation de ces corps étant les mêmes que ceux de l'acide urique, il en conclut que sarcine et xanthine constituent les degrés successifs d'oxydation dont le terme ultime est l'acide urique.

W. Schrœder voit dans la formation de l'acide urique un processus synthétique. Suivant lui, la formation de l'acide urique aux dépens des albuminoïdes comprendrait deux stades, l'un d'oxydation, l'autre de synthèse.

D'après les expériences de Meyer et Jaffé, chez les oiseaux du moins, il semblerait que l'acide urique provient en totalité ou en partie de l'urée formée dans l'organisme, soit directement, soit indirectement.

D'autres se demandent si le glycocolle et l'acide glycocholique ne seraient pas les prédécesseurs de l'acide urique.

La production d'acide urique serait donc favorisée par tout ce qui diminue l'activité des oxydations. « L'acide urique est donc un produit d'oxydation incomplète des matières albuminoïdes, les oxydations n'étant pas assez actives pour aboutir au dernier terme de la désassimilation des albuminoïdes, l'urée. » (Beaunis.)

Bientôt la découverte et l'étude de la nucléine par Miescher et Kossel commencent à changer la face des choses. Ils rattachent la formation de l'acide urique à la multiplication des leucocytes et au dédoublement de la nucléine des noyaux cellulaires.

A ce sujet, M. le professeur Garnier, de Nancy, dans un travail intéressant qu'il a bien voulu nous communiquer, retrace les différentes phases de la découverte de l'origine nucléinique de l'acide urique. Nous ne le suivrons pas dans tout son exposé ; nous nous contenterons de signaler les points les plus intéressants pour notre sujet.

L'auteur fait remarquer que la leucémie présente comme caractéristique spéciale une augmentation considérable de l'excrétion urique. Cette affection est accompagnée aussi d'une très forte augmentation des globules blancs dans le sang, d'une suractivité des organes lymphoïdes, dont la conséquence se fait sentir par une destruction plus grande de ces globules blancs, riches en nucléine.

Une nouvelle preuve de cette origine serait fournie par la simultanéité du moment de l'excrétion maxima de l'acide urique dans les 24 heures et du maximum de la diapédèse des globules blancs de la lymphe et du chyle, provoquée par la résorption intestinale.

Binz expliquerait la diminution de l'excrétion urique

après l'ingestion du sulfate de quinine par la diminution de l'activité cellulaire des globules blancs.

Voilà ce qui plaidait déjà en faveur de la théorie nucléinique, quand en 1889, après une série d'expériences aussi concluantes qu'intéressantes, Horbaczewski formula la conclusion suivante : « La formation de l'acide urique chez les mammifères est le résultat de l'action du sang vivant sur les éléments lymphatiques qu'ils renferment constamment. »

En résumé, « sans nier l'intervention évidente du foie chez les oiseaux, on doit reconnaître aujourd'hui le rôle essentiel des globules blancs, ou plus exactement des noyaux cellulaires en général, dans la production de l'acide urique chez l'homme et les mammifères et revenir à l'opinion de Schrœder et Colasanti que cette formation a lieu dans tous les tissus et tous les organes, mais en ajoutant, pour mettre au point leur énoncé, qu'elle se manifeste tout spécialement dans les éléments cellulaires nucléiniques, c'est-à-dire principalement dans les leucocytes ».

Voilà donc l'état actuel de la science concernant l'origine, le mode et le lieu de formation de l'acide urique.

Nous savons que l'acide urique dérive principalement de la nucléine des globules blancs, qu'il est éliminé par les urines, soit à l'état d'acide urique, soit à l'état d'urates, qu'une partie reste dans l'organisme ; nous connaissons ses principales transformations ; ce sont là déjà notions importantes. Mais quelle est la proportion d'acide urique transformée par rapport à la proportion d'acide urique non décomposé ? Nous l'ignorons.

OBSERVATIONS

Nous présentons d'abord une série d'observations de rhumatisme articulaire chronique simple. Nous les faisons suivre d'observations de goutte chronique et de rhumatismes articulaires chroniques, à titre de comparaison, et pour établir plus facilement les différences que comportent ces affections dans l'élimination de l'acide urique.

OBSERVATION I

Rhum. Art. Chroniq. Simpl.

M. B..., industriel, 40 ans.

Ant. héréd. — Père mort à 61 ans, hémorrhagie cérébrale, était rhumatisant.

Mère bien portante, 5 enfants dont un frère goutteux actuellement et une sœur rhumatisante.

Ant. person. — D'une constitution délicate dans son enfance, il était fréquemment sujet à l'entérite.

A fait son service militaire (volontariat).

Pas de maladies vénériennes.

Vie sédentaire, nourriture assez abondante, passe presque toutes ses journées dans son bureau situé au rez-de-chaussée attenant à l'usine.

Travail intellectuel, peu ou pas d'exercice physique.

Depuis dix ou douze ans, ressent des douleurs vagues dans les articulations et certains groupes musculaires. Ce sont des douleurs sourdes siégeant tantôt dans le genou ou l'épaule, souvent aussi dans les poignets ; ces articulations présentent un caractère de lourdeur, de gêne, de pesanteur. Les douleurs musculaires siègent surtout à la nuque. Ces douleurs apparaissent par périodes, surtout au printemps et à l'automne, rarement l'été.

N'a jamais eu d'accès de rhumatisme articulaire aigu, ni d'accès de goutte.

Non seulement c'est un rhumatisant chronique simple, mais un arthritique migraineux (2 ou 3 fois par mois) dyspeptique.

Ap. pulm. — Bon.

Ap. digestif. — Haleine fétide, phénomènes dyspeptiques sans dilatation d'estomac ; ce dernier est toutefois sensible à la pression. Hypertrophie du lobe droit du foie de un travers de doigt. Tendance à la constipation.

Ap. circul. — Artères un peu dures. Légèrement artérioscléreux.

Rien du côté du cœur.

Ap. nerveux. — Pas de tremblements, vertiges rares, quelques bourdonnements d'oreilles à la suite d'un travail trop absorbant.

Ap. locomoteur. — Genou gauche présente une légère crépitation, pas d'œdème, pas de douleurs, peu de gêne, réflexes normaux.

1re ANALYSE D'URINES

6 Juillet 96. — Urines claires.
Couleur jaune normale.
Dépôt peu abondant composé d'urates de soude.
Quelques rares cristaux d'acide urique.
D = 1023.
Pas d'albumine.
Pas de sucre.
Acide urique . 0 g 651 par litre
Urée . . . . . 18 57 »

Traitement. — Régime des arthritiques :

MATIN : *Grande Source.* 2 doses de 2/3 de verre (44 centilitres) ; augmenter de 22 centilitres (2/3 de verre) tous les jours pendant 5 jours.

SOIR : *Source Salée.* 2 doses de 2/3 de verre.

9 Juillet. — Acide urique . . . . . 0 g 756
Urée 19 21

11 Juillet. — Urines claires.
Pas de dépôt.
Acide urique . . . . . 0 g 714
Urée 19 21

Le malade prend le matin 1 litre d'eau (*Grande Source*). La fonction urinaire s'accomplit bien. En outre nous ordonnons un bain chaud tous les 2 jours de 36° à 40°, durée 30 minutes, suivi de frictions au baume de Fioraventi, et alternativement tous les 2 jours une douche chaude à jet 1/2 brisé de 1 minute à 1 minute 1/2 sur la région hépatique et l'estomac, suivie d'un massage médical très léger d'abord de ces deux régions (durée 10 minutes environ). Augmenter progressivement dans la suite et la durée de la douche et l'intensité du jet.

14 Juillet. — Constipation rebelle.

Prendre le soir 2 verres à Bordeaux d'Hunyadi Janos, vers 4 heures, dans un 1/2 verre de *Source Salée*.

Le malade prend le matin 1 litre 60 centilitres de *Grande Source* ; le soir, invariablement 44 centilitres de *Source Salée*.

Urines claires.

Acide urique	0 g 819
Urée	19 85

16 Juillet. — Intestin plus libre.

Pas de phénomènes douloureux du côté des articulations.

Le malade prend 2 litres 30 centilitres de *Grande Source* le matin.

Acide urique	0 g 861
Urée	19 85

19 Juillet. — L'hypertrophie du foie n'existe plus.

Les fonctions intestinales s'accomplissent régulièrement tous les jours.

Acide urique	0 g 903
Urée	20 49

La quantité d'eau absorbée diminue tous les jours, depuis le 18, de 22 centilitres.

21 Juillet. — Les articulations sont mobiles, la crépitation persiste toutefois. Les mouvements sont plus faciles ; le malade se sent plus libre ; il semble débarrassé d'un poids très lourd dans les jambes.

Le matin, 1 litre 1/2 *Grande Source*.

Acide urique	1 g 008
Urée	21 13

24 Juillet. —	Acide urique	0 g 987
	Urée	21 13

26 Juillet. — Acide urique . . . . . 0 g 966
Urée 20 49

1897. — Nous revoyons le malade l'année suivante ; l'hiver s'est passé à peu près sans encombre ; quelques douleurs sont encore apparues, mais rares et excessivement fugaces.

Les articulations ont conservé leur mobilité ; la crépitation persiste, mais plus fine.

Le malade fait une seconde saison, pendant laquelle le maximum d'élimination d'acide urique atteint a été 0g861 par litre. Il avait d'ailleurs, pendant tout l'hiver précédent, suivi scrupuleusement son régime et fait une cure tous les mois d'une dizaine de jours (*Grande Source*).

OBSERVATION II

—

Rhum. Art. Chroniq. Simpl.

M. H..., 38 ans, rentier.

Ant. héréd. — Père mort à 58 ans, rhumatisant chronique, nodosités d'Heberden.

Mère morte à 49 ans, épithelioma.

Ant. person. — Rien de particulier dans l'enfance.

A l'âge de 31 ans, fièvre typhoïde qui a évolué normalement.

L'année suivante, congestion pulmonaire.

Eczéma fréquent à localisations variées et multiples.

En 1890, premier accès de coliques néphrétiques. A suivi un traitement à Aix-la-Chapelle, à Vichy, à Néris pendant lequel il a expulsé une grande quantité de sable rougeâtre.

Depuis cette époque, a eu trois accès de coliques néphrétiques ; le dernier en date eut lieu en 1892 et fut marqué par l'expulsion d'un calcul de taille respectable.

De ce moment date l'apparition de douleurs, siégeant dans les membres inférieurs, les articulations du genou, du cou-de-pied. Ces douleurs ne s'accompagnaient jamais de fièvre.

Blennorrhagie à 18 ans.

Vie presque sédentaire, pas d'excès alcooliques.

EXAMEN.

Rien de particulier du côté des différents organes.

Ap. locomot. — Sensibilité tactile et thermique conservée.

Réflexes normaux.

Les deux genoux laissent percevoir des craquements intenses lorsque l'on fait exécuter des mouvements d'extension ou de flexion de la jambe sur la cuisse.

La marche est un peu lourde et pesante.

Pas de douleurs, pas d'atrophie musculaire.

10 Juillet 1896. — **Traitement.** — Régime ordinaire de l'arthritisme.

MATIN : *Grande Source*, 44 centilitres pendant 3 jours.

SOIR : *Grande Source*, 22 centilitres.

1re ANALYSE D'URINES

Urines claires.
Couleur jaune normal.
Pas de dépôt.
D = 1024.
Réaction acide.
Acide urique . 0 f 567 par litre
Urée . . . . . 17 29 »
Pas d'albumine.
Pas de sucre.

13 Juillet. — L'eau est bien supportée. Rien de particulier.

Urines claires.
Acide urique . . . . . 0 f 609
Urée 17 93

16 Juillet. — Etat stationnaire.

Nous conseillons tous les 3 jours un bain de vapeur de 50° à 52°. Durée 5 minutes. Augmenter progressivement la durée, mais sans jamais dépasser 10 minutes. Après le bain, friction générale à l'eau de Cologne. Tous les 2 jours, *douche chaude générale,* durée 2 minutes, jet 1/2 brisé. La douche sera suivie d'un massage médical des articulations et particulièrement des genoux, en ayant soin de faire exécuter lentement les différents mouvements qu'elles comportent.

Urines claires.
Acide urique . . . . . 0 f 819
Urée 19 21

18 Juillet. — Le malade arrive à prendre le matin 1 litre 1/2 d'eau ; le soir, 44 centilitres.

Urine très abondamment le matin.

Acide urique	0 ᶠ 756
Urée	18 57

21 Juillet. — Le malade se trouve bien de son traitement ; les genoux semblent s'améliorer lentement ; la marche est toujours pesante.

Acide urique	0 ᶠ 903
Urée	19 85

23 Juillet. — Absorbe le matin 2 litres 10 centil. (*Grande Source*).

Acide urique	1 ᶠ 029
Urée	20 40

25 Juillet. — L'état général s'améliore.

Les fonctions des membres sont plus dégagées, les craquements persistent, peut-être avec un peu moins d'intensité. Le malade se sent plus léger ; la marche, les promenades lui étaient pénibles ; à l'heure actuelle, 4 à 6 kilomètres dans l'après-midi lui sont chose facile.

On diminue l'absorption de l'eau tous les jours de 22 centilitres le matin.

Acide urique	1 ᶠ 092
Urée	21 13

26 Juillet. — Même état.

Acide urique	1 ᶠ 071
Urée	20 49

Nous supprimons les bains de vapeur.

29 Juillet. —	Acide urique	0 ᶠ 987
	Urée	20 49

31 Juillet. — L'amélioration persiste.

Acide urique	0 ᶠ 861
Urée	19 85

1er Aout. — Le malade quitte Vittel très amélioré ; les mouvements de flexion et d'extension ont repris leur ampleur et s'exécutent facilement ; la marche s'accomplit sans fatigue ; la crépitation articulaire persiste.

Acide urique	0 ᶠ 798
Urée	19 85

Nous conseillons de faire tous les mois à la maison une cure de 10 jours (Vittel, *Grande Source*).

1897. — Nous revoyons le malade pour une seconde saison ; l'amélioration s'est maintenue dans les mêmes conditions qu'au départ. Les craquements persistent dans les deux genoux, mais moins abondants à gauche.

Pendant cette dernière cure, l'acide urique ne dépasse pas 0gr882 par litre. L'urée est normale.

Le malade continue l'hydrothérapie sous forme de douches chaudes, telles que nous les avions prescrites l'année précédente, associées au massage.

La guérison n'a fait que s'accentuer.

OBSERVATION III

Rhum. Art. Chroniq. Simpl.

Mme C..., 50 ans, rentière.

Ant. héréd. — Père existant, âgé de 80 ans; graveleux ayant eu quelques accès de goutte.

Mère morte, 52 ans, pneumonie.

Ant. person. — N'a jamais fait de graves maladies.

Depuis longtemps atteinte de gastralgie, avec quelques exacerbations douloureuses ; actuellement peu accusée.

Réglée à 13 ans, abondamment.

N'a eu qu'un enfant.

A beaucoup travaillé. Menait une vie sédentaire dans le commerce. Régime par contre assez reconstituant.

Douleurs musculaire et articulaire depuis 20 ans. L'hiver, la malade éprouve une sensation de raideur dans l'articulation de l'épaule des deux côtés ; les mouvements sont difficiles ; à certains jours, impossibilité presque complète de se coiffer.

N'a jamais suivi de traitement. Les douleurs musculaires, les dernières en date, siègent surtout aux membres inférieurs ; apparaissant à des intervalles variables, quelquefois tous les mois, même deux fois par semaine, elles durent de 10 minutes à un quart d'heure. Ce sont des douleurs sourdes s'accompagnant de faiblesse musculaire. La fatigue survient très rapidement pendant la marche. La fréquence, l'augmentation de ces douleurs coïncident presque toujours avec l'apparition des époques.

Il y a dix ans, colique néphrétique unique. Depuis 4 ans, les douleurs articulaire et musculaire sont devenues plus rares et plus faibles.

11 Juin 1898. — EXAMEN.

Ap. pulm. — Bon.

Ap. circul. — Bon. Varices considérables aux membres inférieurs.

Ap. digestif. — Gastralgie ancienne. Appétit peu satisfaisant. Obésité. Selles irrégulières.

Ap. nerveux. — Très nerveuse ; très impressionnable ; pleure facilement. Tremblements nerveux dans les deux mains.

Ap. locomoteur. — Du côté des membres supérieurs (1), *l'articulation de l'épaule droite* n'est pas augmentée de volume ; les mouvements divers que l'on fait exécuter à l'articulation permettent de percevoir des craquements fins articulaires ; les mouvements sont gênés dans leur développement et particulièrement les mouvements d'élévation ; c'est à peine si la malade peut arriver à mettre son bras droit contre sa tête ; les mouvements en arrière sont très difficiles et incomplets et encore faut-il à la malade l'aide de son bras gauche. Pas d'atrophie musculaire.

Sensibilité tactile et thermique conservée (2). *L'articulation de l'épaule gauche* présente des phénomènes d'arthrite sèche moins accusés ; pas d'augmentation de volume de l'articulation ; pas de douleurs ; la gêne dans les mouvements se fait aussi sentir, mais moindre. La main gauche se place presque facilement sur la tête.

Sensibilités diverses conservées.

Pas d'atrophie musculaire. N'a jamais eu de poussées fébriles.

Les membres inférieurs ne présentent rien de particulier ; les genoux sont indemnes ; à signaler seulement un peu de faiblesse musculaire et la sensation de fatigue qui survient très rapidement.

1re ANALYSE D'URINES

Urines claires.
Couleur jaune légèrement foncé.
Réaction acide.
Léger dépôt floconneux avec petits graviers rougeâtres.
D = 1022.

Acide urique . 0 f 945 par litre
Urée . . . . . 24 98 »
Pas d'albumine.
Pas de sucre.

Traitement.

MATIN : *Grande Source* (44 centilitres).

SOIR : *Grande Source* (22 centilitres).

13 Juin. — Acide urique . . . . . 0 f 861
Urée 23 69

16 Juin. — La malade prend le matin un litre *Grande Source* et le soir à la même source 44 centilitres, cette dernière quantité devant rester la même jusqu'à la fin de la cure. Augmenter tous les jours, le matin, de 22 centilitres jusqu'au milieu de la cure.

Nous conseillons en outre : tous les 4 jours, un bain de vapeur 50° à 53°. Durée 5 minutes d'abord, pour atteindre progressivement dans la suite jusqu'à 10 minutes, suivi d'une friction générale au gant de flanelle.

En outre, tous les deux jours, douche chaude locale, sur les deux épaules, durée 2 à 3 minutes, à jet brisé, suivie d'un massage médical des épaules et en ayant soin de leur faire exécuter divers mouvements.

Acide urique . . . . . 1 f 050
Urée 25 62

19 Juin. — L'appétit est meilleur. Constipation opiniâtre. Nous ordonnons un 1/2 verre de *Source Salée* additionnée d'un 1/2 verre d'Hunyadi Janos, pris le soir à 4 heures ou le matin à jeun.

La malade absorbe le matin 1 litre 66 centilitres (*Grande Source*), le soir 66 centilitres (*Source Salée*).

Acide urique . . . . . 1 f 155
Urée 25 62

21 Juin. — Acide urique . . . . . 1 f 260
Urée 26 10

22 Juin. — Etat général toujours bon. Les fonctions des membres reviennent difficilement ; amélioration plus accentuée du côté de l'épaule gauche, qui a toujours été la moins atteinte ; peu sensible du côté de l'épaule droite. Pas de douleurs.

2 litres 31 centilitres le matin *Grande Source*, pendant 3 jours.

Urines claires abondantes.

	Acide urique	1 g 407
	Urée	27 54
24 Juin. —	Acide urique	1 g 365
	Urée	26 26

26 Juin. — Etat général des fonctions digestives assez satisfaisant. Appétit excellent.

Acide urique	1 g 197
Urée	26 10

28 Juin. — Amélioration très légère du côté de l'épaule droite ; les mauvais temps font réapparaître quelques douleurs sourdes, mais peu intenses et qui disparaissent rapidement. Les mouvements sont un peu plus étendus ; la malade commence, très difficilement il est vrai, à mettre la main droite sur la tête.

Nous conseillons de diminuer la quantité d'eau absorbée de 22 centilitres tous les matins, tout en continuant l'hydrothérapie.

Acide urique	1 g 092
Urée	24 98

2 Juillet. — Même état.

Acide urique	0 g 966
Urée	24 34

4 Juillet. — Dernier jour de la cure.

Etat général très amélioré, surtout au point de vue des fonctions digestives.

Du côté des membres. *Epaule gauche*, les mouvements s'exécutent dans tous les sens, facilement, la crépitation persiste.

Epaule droite, toujours gênée dans ses mouvements ; la crépitation persiste ; les mouvements en arrière sont pénibles, mais s'accomplissent toutefois sans aide. Les mouvements d'élévation sont toujours difficiles, mais ils sont peu étendus. La malade arrive à mettre sa main sur le sommet de la tête, mais il y a gêne et lenteur dans l'accomplissement du mouvement.

Les phénomènes nerveux semblent avoir momentanément cédé sous l'influence de l'hydrothérapie.

Acide urique	0 g 987
Urée	22 41

Nous conseillons de continuer massages et hydrothérapie à la maison et de faire tous les mois une cure de 12 jours, Vittel, *Grande Source*.

OBSERVATION IV

Rhum. Artic. Chroniq. Simpl.

Mme D..., 58 ans, rentière.

Ant. héréd. — Père mort à 64 ans, hémorrhagie cérébrale, douleurs rhumatismales fréquentes.

Mère morte à 68 ans, lésion cardiaque.

Un frère goutteux.

Ant. person. — Fièvre typhoïde à l'âge de 13 ans.

Réglée à 14 ans, normalement.

Ménopause à 52 ans, sans accidents sérieux autres que quelques pertes fréquentes, mais non abondantes.

Première crise de coliques hépatiques à l'âge de 53 ans, survenue, dit-elle, à la suite d'une émotion violente, présentant au complet le tableau symptomatique de la colique hépatique.

Les crises se succèdent tous les deux ou trois jours, la plupart du temps sans vomissements. La malade suit un traitement, régime, etc...

Au bout d'un an, les crises s'espacent et n'apparaissent plus que tous les deux mois.

Au mois de décembre 1896, crise de coliques hépatiques avec tout le cortège symptomatique. Durée 6 heures. Phénomènes de rétention d'urine. Selles décolorées avec stéarrhée.

La malade fait une saison à Vittel au mois de juin 1897.

Ajoutons aussi que la malade depuis une dizaine d'années ressent des douleurs lombaires fréquentes (lombalgie latente), sourdes, fugaces, durant quelques jours avec rémittences, puis disparaissant pendant un temps plus ou moins long (un mois environ). La malade éprouve une certaine difficulté à se lever quand elle est assise. N'a jamais eu de fièvre.

Elle évacue fréquemment du petit gravier rougeâtre et en assez grande quantité.

En 1898, la malade revient à Vittel pour faire une deuxième saison ; nous sommes appelé à lui donner nos soins.

2 Juillet. — EXAMEN.

Ap. pulm. — Léger degré d'emphysème.

Rien du côté des autres appareils.

Ap. locomot. — Le pouce droit est œdématié au niveau de l'articulation métacarpo-phalangienne; les mouvements d'extension et de flexion qu'on imprime à cette articulation font percevoir une légère crépitation intra-articulaire. Cette articulation est le siège d'une douleur sourde presque continuelle que les mouvements accentuent légèrement. Il existe même une certaine difficulté pour écrire.

La malade éprouve une sensation de lourdeur et de pesanteur au niveau de la portion lombaire de la colonne vertébrale ainsi qu'une gêne et une difficulté sensibles de se relever après être restée assise pendant quelque temps.

Rien du côté des genoux.

Pas d'atrophie musculaire.

Les réflexes sont normaux.

Traitement.

MATIN : *Grande Source*, 44 centilitres pendant 3 jours.
SOIR : *Source Salée*, 22 centilitres.

ANALYSE D'URINES

Urines claires.
Couleur jaune foncé.
Réaction acide.
Odeur sui generis.
D = 1024.
Pas de dépôt.
Acide urique . . . . . 0 ᶠ 714
Urée 18 57
Pas d'albumine.
Pas de sucre.

3-4 JUILLET. — Acide urique. . . . . . 0 ᶠ 809
Urée 19 24

L'eau est bien supportée. Selles irrégulières au début.

5-6 JUILLET. — Nous conseillons d'augmenter tous les jours, et le matin, la quantité d'eau à absorber de 22 centilitres. Le soir, 44 centilitres de *Source Salée*, pour régulariser les fonctions digestives.

Electricité faradique tous les jours, durée 5 à 6 minutes.

La balnéothérapie est contrindiquée à cette date, le temps pluvieux et particulièrement froid depuis une semaine ne permettant pas son application, d'autant plus que les douleurs ont fait une nouvelle apparition ; l'écriture est difficile, sinon presque impossible.

Acide urique.	0 g 869
Urée	19 21

7-8 Juillet. — La malade absorbe le matin 1 litre 32 centilitres (*Grande Source*). Douleurs persistantes en raison des mauvais temps.

Acide urique	0 g 903
Urée	19 85

9-10 Juillet. — *Grande Source*, 1 litre 76 centilitres le matin.

Amélioration. — Il existe toujours du gonflement du côté de l'articulation malade (pouce droit) ; mais les douleurs se sont enfuies. L'écriture est assez facile.

Acide urique	1 g 008
Urée	20 49

11 Juillet. — *Grande Source*, 2 litres pendant 3 jours le matin.

Acide urique	1 g 050
Urée	21 77

12 Juillet. —	Acide urique	1 g 260
	Urée	21 77

13 Juillet. — L'œdème diminue légèrement du côté de l'articulation du pouce. Les fonctions s'améliorent très sensiblement.

La malade éprouve une facilité plus grande pour écrire après chaque séance d'électricité.

Etat général excellent.

Acide urique	1 g 092
Urée	20 49

14 Juillet. — Nous conseillons de diminuer tous les jours la dose d'eau de 22 centilitres.

Acide urique	0 g 924
Urée	19 85

15-16 Juillet. —	Acide urique	0 g 819
	Urée	19 21

L'amélioration persiste.

17 Juillet. —	Acide urique	0 g 756
	Urée	19 85
18-19 Juillet. —	Acide urique	0 g 714
	Urée	19 21
20-21 Juillet. —	Acide urique	0 g 698
	Urée	18 57

22 Juillet. — La malade quitte Vittel ; un léger œdème persiste encore du côté de l'articulation métacarpo-phalangienne du pouce droit. Toutefois les mouvements sont faciles ; l'articulation n'est ni douloureuse, ni sensible à la pression. La malade est très sensible aux variations atmosphériques, au point que nous avons été obligé de négliger un peu la balnéothérapie. Nous n'avons donné que deux ou trois bains chauds de courte durée.

Acide urique	0 g 609
Urée	18 57

OBSERVATION V

Rhum. Art. Chroniq. Simpl.

M. P..., 42 ans, homme de lettres.

Ant. héréd. — Père mort 78 ans, cancer du larynx. Il était arthritique et présentait aux mains des nodosités d'Héberden.

Mère morte 56 ans, d'une affection de cœur (insuffisance mitrale, asystolie). Sujette à un eczéma à répétition.

Ant. person. — Enfance chétive. Lymphatisme.

Il a eu onze frères ; le malade actuel est le seul survivant de cette nombreuse famille. Bronchite capillaire à l'âge de 21 ans.

Sensibilité particulière du côté de l'intestin. Le malade raconte que, sous l'influence et à la suite d'un ennui, d'un souci ou d'une émotion quelconque, il éprouve très rapidement une sensation de pesanteur, de ballonnement du ventre ; c'est une sorte de tension des intestins, dit-il, qui s'accompagne de phénomènes douloureux analogues à des coliques de moyenne intensité. La scène s'augmente d'une inappétence complète ; il n'y a pas de fièvre ; une courbature intense oblige le malade à s'aliter au moins pour une journée. Le foie est souvent aussi troublé dans ses fonctions ; ce trouble se traduit généralement par une teinte subictérique des conjonctives. Les selles sont irrégulières ; il y a tantôt constipation, tantôt diarrhée, mais plutôt constipation. Le froid provoque aussi ces accidents (Entérite chronique).

Vie sédentaire. Peu d'exercice, passe la plupart de ses journées à écrire.

Nourriture abondante.

Pas d'excès alcooliques.

Pas d'accidents vénériens.

Depuis l'âge de 30 ans, le malade ressent quelques douleurs dans les articulations, le plus souvent du côté de l'articulation du coude droit ; mais en général ces douleurs sont rares et peu intenses et ne s'accompagnent pas de fièvre.

EXAMEN.

Ap. pulmon. — Bon.

Ap. circ. — Bon.

Ap. digestif. — Appétit faible. Estomac sensible à la pression, mais non dilaté. Phénomènes dyspeptiques. Tendance au sommeil. Digestions pénibles se prolongeant très tard dans la soirée. Foie normal. Intestins un peu sensibles à la palpation. Selles irrégulières.

Ap. nerveux. — Très impressionnable. Manifestations d'hypochondrie. Nervosisme exagéré.

Articulations. — En faisant exécuter des mouvements aux articulations des genoux, nous percevons une crépitation articulaire très marquée, à peu près égale des deux côtés et que le malade ignorait complètement. Pas d'atrophie musculaire. Pas de gêne articulaire. Pas de douleurs ni de sensibilité à la pression. La démarche est à peu près normale.

1re ANALYSE D'URINES

Urines claires.
Couleur jaune foncé.
Réaction acide.
Odeur sui generis.
D = 1022.

Dépôt léger composé d'urates et de phosphate de soude.
Petit sable rougeâtre.
Acide urique . 0 gr 987 par litre
Urée . . . . . 30 74 »
Pas d'albumine.
Pas de sucre.

Traitement. — *Grande Source* matin et soir, à la dose de 44 centilitres d'abord pendant 2 ou 3 jours, puis à dose progressivement croissante (le matin seulement) de 22 centilitres, tous les jours.

23 Aout. — L'eau est très bien supportée.

Acide urique . . . . . 0 gr 903
Urée 28 82

26 Aout. — Nous conseillons au malade de prendre tous les 2 jours un bain chaud de 32° à 36°, durée 25 minutes, en ayant soin d'entretenir toujours le bain à la même température. Après le bain, massage médical de l'abdomen, en insistant surtout sur l'hypochondre droit, l'épigastre et l'hypochondre gauche, en un mot sur tout le trajet du colon. Dès le début, la durée du massage ne dépassera pas 4 minutes, et il sera peu intense. On pourra dans la suite augmenter et la durée du massage et l'intensité du jet.

Nous complétons le traitement par quelques douches ascendantes à faible pression, par des lavements chauds additionnés de biborate de soude avec une pression égale à 40 ou 50 centimètres et enfin par le massage des articulations du genou.

Acide urique . . . . . 1 gr 029
Urée 29 46

28 Aout. — Le malade absorbe le matin 1 litre 76 centil. de *Grande Source.*

Le malade se sent très bien de la balnéothérapie.

Acide urique . . . . . 1 gr 092
Urée 29 46

31 Aout. — Nous diminuons tous les jours l'eau de 22 centilitres.

Acide urique . . . . . 1 gr 008
Urée 28 18

La quantité d'acide urique éliminée reste à peu près la même jusqu'au 4 septembre ; l'analyse fournit alors les résultats suivants :

Acide urique . . . . . 0 gr 966
Urée 26 10

Dès ce moment, l'acide urique diminue.

6 Septembre. — Acide urique . . . . . 0 gr 840
Urée 26 10

L'appétit est bon ; les fonctions digestives ont une tendance à se régulariser.

7 Septembre. — Acide urique . . . . 0 gr 819
Urée 25 62

8 Septembre. — Acide urique . . . . . 0 gr 714
Urée 24 98

9 Septembre. — Acide urique . . . . . 0 gr 588
Urée 24 34

Le malade quitte Vittel très amélioré. L'appétit est excellent ; les digestions sont meilleures ; les selles, sans être absolument régulières, n'ont pas exigé le secours des préparations médicamenteuses. Les craquements ont disparu dans le genou gauche ; ils subsistent encore dans le droit, mais très peu nombreux et très fins.

OBSERVATION VI

—

Rhum. Art. Chroniq. Simpl.

Mme P..., 42 ans.

Ant. héréd. — Père mort à 50 ans, cirrhose atrophique.

Mère morte à 52 ans, hémorrhagie cérébrale ; portait à l'oreille droite un vieil eczéma chronique.

Antécédents arthritiques du côté des oncles.

Ant. person. — N'a jamais été malade.

Réglée à 13 ans, toujours régulièrement.

A eu 6 enfants.

Première crise de colique hépatique à l'âge de 32 ans, avec toute la symptomatologie ordinaire ; ictère presque nul.

Un mois après, deuxième crise, mêmes symptômes, ictère intense avec selles décolorées, grisâtres et stéarrhée.

Les crises apparaissent ensuite tous les mois, puis toutes les semaines.

A fait une saison à Vichy il y a 8 ans.

A eu encore à son retour de petites crises ; la disparition totale des accidents coïnciderait avec sa dernière grossesse, il y a 6 ans.

Depuis un an, ressent des douleurs rhumatoïdes siégeant surtout aux membres inférieurs et survenant particulièrement à chaque variation atmosphérique. Douleurs sourdes avec sensation de gêne du côté de l'articulation du poignet droit et des articulations du genou gauche et du cou-de-pied des deux côtés. La marche n'a jamais été embarrassée.

Peu d'exercice, jamais de poussées fébriles.

Nourriture abondante, mais sans excès.

EXAMEN.

Constitution robuste ; obésité déjà très marquée. Rien du côté des différents appareils. A signaler toutefois encore quelques tendances congestives après les repas.

Articulations. — Les mouvements imprimés à l'articulation du genou font percevoir un craquement fin. La malade ressent en outre, mais rarement, quelques douleurs sourdes peu intenses, dans le poignet et la main droite. Les réflexes sont normaux. Pas d'atrophie musculaire. Pas de gonflement articulaire.

20 Aout 1898. — **Traitement.**

MATIN : *Grande Source*, 22 centilitres ; *Source Marie*, 22 centilitres. — Régime.

SOIR : *Source Marie*, 22 centilitres.

Nous prescrivons dans ce cas la *Grande Source* (diurétique) associée à la *Source Marie* (laxative et diurétique), dans l'espoir d'obtenir deux résultats : 1° Favoriser la diurèse ; 2° Tout en entretenant la diurèse, conserver une action laxative légère, en raison des coliques hépatiques anciennes.

1re ANALYSE D'URINES

Urines claires.
Couleur jaune normal.
Dépôt floconneux abondant d'urates de soude.
Petit sable fin rougeâtre.

D = 1025.
Réaction acide.

Acide urique .	1 g 050	par litre
Urée	32 02	»

Pas d'albumine.
Pas de sucre.

24 Aout. — La malade a éprouvé dès le début quelques vertiges. L'alimentation est excellente.

MATIN : *Grande Source, Source Marie.* Augmenter tous les jours de 22 centilitres alternativement à l'une et l'autre source.

SOIR : *Source Marie,* 44 centilitres.

Acide urique	0 g 966
Urée	30 74

26 Aout. — La malade prend le matin 88 centilitres.

En outre, nous ordonnons : tous les deux jours, une douche chaude générale, à jet 1/2 brisé, durée 3 minutes d'abord, portant surtout sur (*a*) le foie, non douloureux à la pression, mais antérieurement l'objet de crises de coliques hépatiques ; (*b*) l'articulation du genou gauche, présentant des phénomènes de crépitation. Après la douche, massage médical de 5 à 6 minutes dès le début, portant surtout sur le foie (légèrement d'abord) et particulièrement au niveau de la vésicule biliaire et du lobe droit ; sur les articulations du genou, le poignet, la main, les articulations tibio-tarsiennes, en ayant soin de faire exécuter prudemment et sans brusquerie, à ces articulations, les différents mouvements qu'elles comportent, en augmentant leur ampleur à chaque séance.

Acide urique	0 g 987
Urée	30 74

28 Aout. — Quantité d'eau absorbée le matin 1 litre 20 ; le soir invariablement 44 centilitres.

Traitement bien supporté.

Acide urique	1 g 029
Urée	31 38

30 Aout. — Etat général excellent. 1 litre 64 le matin.

Acide urique	1 g 050
Urée	31 38

3 Septembre. — Quantité d'eau absorbée, 2 litres 52.

Acide urique	1 g 218
Urée	32 02

3 au 6 Septembre. — La malade prend tous les matins 2 litres 52. Elle trouve un excellent résultat de ses douches et du massage. Les douleurs de la main ont disparu.

Acide urique	1 g 197
Urée	31 38

8 Septembre. — On diminue tous les jours la quantité d'eau absorbée de 22 centilitres.

La situation est excellente ; on ne perçoit plus de crépitation du côté du genou. La démarche est facile.

Acide urique	1 g 008
Urée	30 74

11 Septembre. —	Acide urique	0 g 945
	Urée	31 38

L'amélioration persiste.

13 Septembre. —	Acide urique	0 g 883
	Urée	30 74
15 Septembre. —	Acide urique	0 g 798
	Urée	30 10

La malade se dispose à quitter Vittel. Nous avons continué jusqu'à la fin de la cure l'hydrothérapie et le massage. Les urines ont toujours été très abondantes. Nous n'avons pas eu de manifestations du côté du foie. Comme résultat palpable : d'abord, la disparition des douleurs qui existaient dans la main droite et en second lieu la disparition des craquements que l'on percevait dans l'articulation du genou gauche.

OBSERVATION VII

—

Rhum. Art. Chroniq. Simpl.

M. B..., 38 ans, cultivateur.

Ant. héréd. — Père mort à 77 ans, prostatique.

Mère morte à 69 ans, hémorrhagie cérébrale, hémiplégie.

Ant. person. — Dans sa jeunesse, n'a pas fait de maladies sérieuses, à part quelques accès d'embarras gastrique fébrile.

N'a pas été soldat.

Pas de maladies vénériennes.

Pas d'excès alcooliques.

Vie au grand air. Peine rudement aux travaux de la campagne.

A été opéré, en mars 1896, d'une cystocèle inguinale. Depuis cette époque, il est resté quelques phénomènes de cystite qui ont été aggravés au commencement de l'année 1897, à la suite d'une période de 28 jours. Traité par des lavages de vessie au nitrate d'argent.

Actuellement phénomènes peu accentués, caractérisés seulement par des envies un peu plus fréquentes d'uriner. Pas de pyélite. La pression au niveau de la région hypogastrique provoque une certaine douleur.

Depuis trois ans, le malade ressent des phénomènes douloureux dans les articulations ; pas de douleurs musculaires. N'a jamais eu de poussées aiguës ou subaiguës.

28 Aout 1898. — EXAMEN.

D'apparence robuste, fort et musclé. Rien de particulier du côté des différents appareils.

Ap. locomot. Membres supér. — L'articulation de l'épaule droite est le siège d'une crépitation articulaire fixe ; pas de gonflement de l'articulation. Elle n'est pas sensible à la pression ; elle n'est pas le siège de douleurs. Les mouvements, tout en s'exécutant dans tous les sens et conservant toute leur amplitude, sont lents et difficiles. Les articulations des poignets et des doigts présentent une certaine raideur. La force est diminuée. Pas d'atrophie musculaire.

Membres infér. — Du côté du genou droit, crépitation articulaire intense. Pas de gonflement. Pas de gêne dans les mouvements ; pas d'atrophie musculaire.

Les réflexes sont normaux.

Traitement. — Régime des arthritiques.

MATIN : *Grande Source*, 44 centilitres.
SOIR : *Grande Source*, 22 centilitres.

1re ANALYSE D'URINES

Urines troubles.
Couleur jaune.
D = 1023.
Réaction acide.
Acide urique . 0 g 945 par litre
Urée 26 26
Pas d'albumine.
Pas de sucre.
Phosphaturie assez abondante.

1er Septembre. — Acide urique . . . . . 0 g 840
Urée 19 21

L'eau est très bien supportée ; pas d'aggravation du côté de la vessie ; les urines sont plus claires et moins chargées de dépôts phosphatiques.

MATIN : *Grande Source*, 66 centilitres plus 22 centilitres en augmentation tous les jours.
SOIR : *Grande Source*, 44 centilitres.

3 Septembre. — En outre, nous conseillons au malade de prendre tous les deux jours alternativement *ou une douche chaude*, jet brisé complètement, durée 2 à 4 minutes, portant surtout sur les membres, en évitant de toucher la région hypogastrique, douloureuse. Après la douche, massage des articulations en ayant soin de leur faire exécuter lentement et progressivement des mouvements variés.

Ou un bain chaud de 38 à 40°, durée 3/4 d'heure (entretenir toujours le bain à la même température), bain suivi d'une friction générale.

Tous les jours, compresses chaudes sur la région hypogastrique ou cataplasmes émollients et lavements chauds avec pression de 0.50 à 0.60 cm. Cette dernière médication spéciale à la cystite.

Acide urique . . . . . 0 g 798
Urée 18 57

5 Septembre. — Le malade absorbe le matin 1 litre 54 centilitres.

Le traitement est bien supporté.

Acide urique . . . . . 0 g 987
Urée 26 10
Phosphaturie disparue.

6 Septembre. — Acide urique . . . . . 1 g 092
Urée 26 26

8-9 Septembre. — L'amélioration se fait sentir surtout du côté de la vessie ; la région hypogastrique est bien moins sensible ; la miction est moins fréquente ; les urines sont plus claires, plus limpides.

Un peu de fatigue du côté des articulations. En raison de l'amélioration vésicale, nous diminuons la longueur du bain à 20 minutes. Nous faisons continuer les lavements et le massage. Toutefois, malgré la fatigue articulaire, les mouvements sont plus libres, quoique présentant encore une certaine raideur, surtout du côté de l'articulation de l'épaule droite. Les poignets sont encore un peu douloureux.

Le malade arrive à prendre le matin 2 litres 42 centilitres.

Acide urique . . . . . 1 g 218
Urée 28 18

11 Septembre. — Nous diminuons tous les jours la dose de 22 centilitres.

Acide urique . . . . . 1 g 092
Urée 28 18

13 Septembre. — L'amélioration du côté de la vessie persiste.

La fatigue du côté des membres a disparu.

Acide urique . . . . . 0 g 966
Urée 26 10

14 Septembre. — Acide urique . . . . . 1 g 071
Urée 27 54

16 Septembre. — Acide urique . . . . . 0 g 945
Urée 26 10

17 Septembre. — Le malade quitte Vittel.

Acide urique . . . . . 0 g 798
Urée 25 62

Du côté de la vessie, satisfaction complète : tout est rentré dans l'ordre.

Du côté des articulations, les mouvements s'accomplissent pour l'épaule droite avec beaucoup plus de facilité et de rapidité ; une gêne légère persiste encore. Les doigts se meuvent facilement ; les poignets seuls conservent encore de leur raideur primitive. La crépitation persiste encore, mais plus fine, dans les articulations de l'épaule et du genou ; dans cette dernière, les mouvements sont libres et faciles.

Nous conseillons au malade de faire chez lui tous les mois une cure de 10 jours (*Grande Source*) en commençant par 3 doses de 2/3 (66 centilitres) pour atteindre 8 doses au maximum au 5e jour (1 litre 76 centilitres) et diminuer ensuite suivant la même progression.

OBSERVATION VIII

—

Rhum. Art. Chroniq. Simpl.

Mme R..., 36 ans, rentière.

Ant. héréd. — Père bien portant, âgé de 65 ans ; sujet depuis quelques années à des douleurs articulaires et musculaires ; présente aux mains des nodosités d'Héberden.

Mère morte à 42 ans, occlusion intestinale.

Ant. person. — Rien de particulier dans le jeune âge.

Réglée à 14 ans, depuis ce moment toujours régulièrement.

Mariée à 20 ans, a eu deux enfants. Pas de fausses couches ; pas d'accidents.

Séjourne presque toute la journée dans un comptoir au rez-de-chaussée, appartement humide.

Depuis 3 ans, la malade ressent des douleurs dans les deux épaules, et particulièrement dans l'épaule droite. Douleurs sourdes survenant fréquemment au moment des changements de température, plus intenses pendant les jours de pluie.

EXAMEN.

Rien d'important à signaler du côté des différents appareils.

Un peu d'obésité ; légère tendance à la constipation.

Système nerveux particulièrement impressionnable (neuro-arthritique).

Ap. locom. — Les membres supérieurs paraissent seuls atteints.

(a) L'épaule *droite*, légèrement augmentée de volume, n'est pas sensible à la pression. Il n'existe pas d'atrophie musculaire ni du deltoïde, ni des muscles du bras. Les mouvements sont difficiles et particulièrement les mouvements d'élévation, La malade ne peut porter le bras en arrière ; il lui est presque impossible de se coiffer. L'articulation est encore le siège de douleurs sourdes ; toutefois les mouvements ne provoquent pas d'aggravation des phénomènes douloureux. La crépitation articulaire est intense.

(b). L'épaule *gauche* n'est pas atteinte au même degré ; on ne constate ni augmentation de volume, ni crépitation articulaire ; elle s'en rapproche toutefois en ce qu'elle est aussi le siège de douleurs sourdes, mais cependant moins intenses.

Rien du côté des autres articulations. Pas de douleurs musculaires. N'a jamais eu de fièvre.

30 Juin 1898. — **Traitement.** Régime des arthritiques.

MATIN : *Grande Source*, 66 centilitres pendant 3 jours.
SOIR : *Grande Source*, 22 centilitres.

1re ANALYSE D'URINES

Urines claires.
Couleur jaune normal.
Réaction acide.
Odeur sui generis.
D = 1021.
Petit gravier rougeâtre.
Acide urique . 0 gr 903 par litre
Urée . . . . . 25 62 »
Pas d'albumine.
Pas de sucre.

2 Juillet. — Nous conseillons d'augmenter tous les jours, le matin, la quantité d'eau absorbée de 22 centilitres.

Acide urique . . . . . 0 gr 840
Urée 24 34

L'eau est bien supportée.

En même temps, nous ordonnons tous les 2 jours, jusqu'à la fin de la cure, une *douche chaude* ; durée 2 minutes pour le début, à jet brisé d'abord, portant sur les deux épaules. On pourra augmenter dans la suite et la durée de la douche (5 minutes) et l'intensité du jet (jet 1/2 brisé).

Après la douche, massage médical des articulations (10 minutes), portant surtout sur les épaules et l'abdomen, en ayant soin de faire exécuter des mouvements divers à ces articulations.

4 JUILLET. — La malade absorbe 1 litre 32 centilitres le matin.

Acide urique . . . . . 0 g 819
Urée 24 34

6 JUILLET. — Acide urique . . . . . 0 g 861
Urée 24 98

Le traitement est bien supporté ; les fonctions digestives sont assez régulières.

8 JUILLET. — Acide urique . . . . . 0 g 882
Urée 25 62

Un orage a fait réapparaître quelques douleurs ; nous supprimons pour deux jours l'hydrothérapie et réduisons la quantité d'eau absorbée à 1 litre.

11 JUILLET. — Douleurs disparues.

La malade absorbe le matin 2 litres 20 centilitres *Grande Source*.

Acide urique . . . . . 1 g 029
Urée 26 26

Une légère amélioration commence à se faire sentir du côté de l'épaule droite ; les mouvements, tout en conservant encore beaucoup de raideur, acquièrent beaucoup d'amplitude, surtout dans les mouvements en arrière. La crépitation persiste.

12 JUILLET. — Quantité maxima d'eau absorbée, 2 litres 42 centilitres.

Cette dose sera continuée pendant 3 jours, après quoi elle sera diminuée tous les jours de 22 centilitres.

Acide urique . . . . . 1 g 092
Urée 27 54

15 JUILLET. — Acide urique . . . . . 1 g 050
Urée 27 54

Du côté des articulations, les mouvements continuent à s'améliorer dans tous les sens ; la malade peut arriver à se coiffer.

17 Juillet.	Acide urique	0 g 903
	Urée	26 26

20 Juillet. — La malade quitte Vittel très améliorée.

Tout en conservant encore un certain caractère de gêne et de raideur, les mouvements de l'épaule droite et du bras droit s'exécutent dans tous les sens et sans le secours de l'autre bras. Une crépitation articulaire fine persiste.

OBSERVATION IX

Rhum. Art. Chroniq. Simpl.

Mme G..., 35 ans.

Ant. héréd. — Père mort à 56 ans, d'une affection ignorée de la malade. Etat migraineux fréquent.

Mère vivante, bien portante, présente des phénomènes de surdité.

Ant. person. — Fièvre typhoïde à l'âge de 7 ans, qui a évolué ainsi que la convalescence sans complications.

Réglée à 13 ans ; toujours régulièrement.

Mariée à 20 ans ; un seul enfant, pas de fausses couches.

La malade souffre particulièrement de la migraine, qui apparaît en général au moment des époques.

Rien de particulier du côté des différents appareils. A signaler toutefois l'irrégularité des selles et un tempérament nerveux.

Depuis deux ans, la malade est sujette à des douleurs siégeant surtout au niveau de la colonne lombaire et survenant pendant la journée. Le repos au lit semble atténuer leur importance ; les premiers mouvements du matin, au moment du lever, sont difficiles. A ressenti quelquefois des douleurs légères dans les articulations des poignets. L'examen de ces articulations ne révèle ni gonflement, ni crépitation ; la force seule paraît un peu diminuée. N'a jamais eu de fièvre.

13 Juillet 98. — **Traitement.**

MATIN : *Grande Source*, 44 centilitres, pendant 3 jours.

SOIR : *Source Salée*, 44 centilitres.

1re ANALYSE D'URINES

Urines claires.
Couleur jaune normal.
Dépôt léger de petits graviers rougeâtres.
D = 1024.

Acide urique	0 F 903	par litre
Urée	31 38	id.

Pas d'albumine.
Pas de sucre.

14 Juillet. — L'eau est bien supportée.

Acide urique	0 F 924
Urée	32 02

15 Juillet. —	Acide urique	0 F 861
	Urée	30 10

16 Juillet. — Nous conseillons d'élever la dose tous les jours de 22 centilitres.

En même temps, nous ordonnons tous les 3 jours un *bain chaud* de 36° à 40°, d'une durée variant de 30 à 45 minutes. Après le bain, friction générale à l'eau de Cologne, portant surtout sur la colonne lombaire et à droite et à gauche de cette région.

Ou une *douche chaude*, tous les 2 jours, d'une durée de une minute pour le début (plus tard jusqu'à 4 minutes), à jet brisé d'abord, jet demi-brisé dans la suite. Après la douche, massage et pétrissage de la région lombaire.

Acide urique	0 F 819
Urée	30 10

17 Juillet. — Matin. — *Grande Source*, 88 centilitres.

Acide urique	0 F 525
Urée	26 10

18 Juillet. —	Acide urique	0 F 546
	Urée	27 54
19 Juillet. —	Acide urique	0 F 903
	Urée	28 82
20 Juillet. —	Acide urique	0 F 819
	Urée	28 18

21-22 Juillet. — La malade prend le matin 1 litre 76 centilitres. — *Grande Source*.

La régularité des selles doit être stimulée de temps en temps par un verre d'Hunyadi Janos pris le soir à 4 heures dans un 1/2 verre de *Source Salée.*

	Acide urique	0 g 756
	Urée	27 54
23 Juillet. —	Acide urique	0 g 693
	Urée	26 10
24-25 Juillet. —	Acide urique	0 g 798
	Urée	26 26

26 Juillet. — Le matin, 2 litres 64 centilitres (*Grande Source*).

Acide urique	1 g 029
Urée	30 10

27 Juillet. — Pendant 2 jours, la malade absorbera le matin, à la *Grande Source*, la dose maxima de 2 litres 64 centilitres.

Acide urique	1 g 155
Urée	31 38

Douleurs lombaires moindres.

28 Juillet. —	Acide urique	1 g 092
	Urée	30 74

29 Juillet. — Nous conseillons de diminuer tous les jours la quantité d'eau absorbée de 44 centilitres.

Acide urique	0 g 987
Urée	30 10

Les selles sont régulières.

30 Juillet. —	Acide urique	0 g 903
	Urée	28 82
31 Juillet. —	Acide urique	0 g 630
	Urée	27 54
1er Aout. —	Acide urique	0 g 714
	Urée	28 18
2 Aout. —	Acide urique	0 g 525
	Urée	27 54
3 Aout. —	Acide urique	0 g 588
	Urée	27 54

La malade quitte Vittel. Les douleurs lombaires n'existent plus ; pendant toute la saison nous n'avons constaté aucun phénomène douloureux du côté des autres articulations ou des masses musculaires.

OBSERVATION X

—

Rhum. Art. Chroniq. Simpl.

M. M..., 57 ans, comptable.

Ant. héréd. — Père mort à 42 ans, d'accident.

Mère morte à 76 ans, pneumonie.

Ant. person. — Jusqu'à l'âge de 20 ans, n'a fait aucune maladie.

Engagé volontaire à l'âge de 19 ans, dans l'infanterie.

Il a fait la campagne d'Italie, Rome, etc., où il est resté trois ans et a contracté la fièvre des marais Pontins. Rentré en France après la campagne, il a contracté un rengagement au 2e zouaves en Algérie, où il a accompli un service de 10 années. Pas de maladies durant ce séjour (sud de l'Algérie).

Depuis 1876, employé dans les bureaux comme comptable (10 heures par jour). A côté de cela, nourriture forte, abondante, sans excès.

En 1882, premier accès franc de colique néphrétique après lequel le malade a rendu une assez grande quantité de petit sable fin.

Depuis cette époque, a eu presque régulièrement tous les ans un accès jusqu'en 1893, époque où il a fait deux saisons à Vichy.

Il a joui d'une certaine tranquillité. Six mois avant son arrivée à Vittel, apparition nouvelle des accidents. Le malade éprouve d'abord une crise néphrétique intense ; puis une succession de petites crises qui l'engagent à venir demander le secours de nos eaux.

La dernière en date dura du 1er au 12 juin, non pas avec la même intensité ; présentant des réveils douloureux, suivis d'intermittences variables ; le malade nous raconte qu'il a rendu le neuvième jour un gravier assez gros.

En outre, depuis deux ans, le malade éprouve des douleurs siégeant dans les membres inférieurs et la colonne lombaire. Ce sont des douleurs sourdes, s'aggravant au moindre changement dans l'atmosphère et apparaissant surtout au printemps et à l'automne. Il éprouve encore une gêne dans l'articulation du genou gauche ; la marche est gênée, embarrassée ; il aurait une légère tendance à la claudication.

Les articulations ne présentent pas de gonflement. On perçoit toutefois une certaine crépitation dans l'articulation du genou gauche. Jamais de fièvre.

EXAMEN.

Ap. pulm. — Emphysème.

Ap. circul. — Cœur bon. Artères un peu dures.

Ap. digestif. — Dilatation d'estomac. Phénomènes de dyspepsie peu avancée.

Ap. nerveux. — Très nerveux, très impressionnable. Un peu d'hypochondrie. Sujet aux éblouissements et aux vertiges.

1re ANALYSE D'URINES

Urines foncées.
Couleur jaune rougeâtre.
Dépôt abondant formé d'urates et de phosphates de soude et contenant quelques petits graviers rougeâtres et quelques leucocytes.
D = 1023.
Acide urique . 0 g 948 par litre
Urée . . . . . 24 98 »
Pas d'albumine.
Pas de sucre.

18 Juillet 1897. — **Traitement.**

MATIN : *Grande Source.* 44 centilitres.
SOIR : *Grande Source.* 22 centilitres.

19 Juillet. — Acide urique . . . . . 0 g 798
Urée 24 34

20 Juillet. — Acide urique . . . . . 1 g 092
Urée 25 62

21 Juillet. — Nous conseillons d'augmenter progressivement de 22 centilitres tous les jours la quantité d'eau absorbée.

Tous les jours le malade évacue dans ses urines une petite quantité de sable fin.

Nous ordonnons en outre, tous les deux jours, une douche chaude de 2 à 3 minutes, jet 1/2 brisé, sur la colonne vertébrale et particulièrement à droite et à gauche de la région dorsale inférieure et de la colonne lombaire. Douche suivie d'une friction au baume de Fioraventi.

Ou *un bain* chaud 34 à 38°, durée 3/4 d'heure, suivi d'un massage médical des régions citées plus haut et des membres inférieurs, particulièrement de l'articulation du genou gauche.

	Acide urique	0 g 903
	Urée	24 98
22 Juillet. —	Acide urique	0 g 714
	Urée	24 34

Le malade continue à rendre du sable dans les urines de la nuit.

24 Juillet. —	Acide urique	0 g 945
	Urée	25 62

26 Juillet. — L'apparition du mauvais temps a provoqué celle de douleurs légères au genou gauche. La marche est cependant plus facile et surtout la colonne lombaire semble plus dégagée. Les mouvements d'inclinaison du corps en avant et en arrière s'exécutent plus facilement.

	Acide urique	1 g 029
	Urée	27 54
28 Juillet. —	Acide urique	1 g 113
	Urée	28 18
29 Juillet. —	Acide urique	1 g 302
	Urée	28 82
30 Juillet. —	Acide urique	1 g 512
	Urée	29 46
31 Juillet. —	Acide urique	1 g 449
	Urée	29 46

Amélioration persistante. Plus de crépitation dans le genou gauche.

1er Aout. —	Acide urique	1 g 701
	Urée	32 66

2 Aout. — A pris pendant trois jours, le matin, 2 litres 84 centilitres *Grande Source.*

Acide urique	.....	1 g 743
Urée	....	32 66

3 Aout. — Nous conseillons de diminuer tous les jours la quantité d'eau de 22 centilitres.

L'hydrothérapie est continuée.

Acide urique	.....	1 g 386
Urée	....	32 02

5 Aout. —	Acide urique	.....	1 g 113
	Urée	....	30 74

Ne voit plus de gravier dans les urines.

7 Aout. —	Acide urique	.....	0 g 903
	Urée	....	30 10
8 Aout. —	Acide urique	.....	1 g 092
	Urée	....	30 74
9 Aout. —	Acide urique	.....	0 g 987
	Urée	....	29 46
10 Aout. —	Acide urique	.....	0 g 882
	Urée	....	28 18
11 Aout. —	Acide urique	.....	0 g 987
	Urée	....	28 82
12 Aout. —	Acide urique	.....	0 g 903
	Urée	....	28 82

Le malade quitte Vittel, débarrassé de ses manifestations articulaires. Nous lui donnons le conseil de faire tous les mois à la maison une cure (10 jours) de Vittel, *Grande Source.*

1898. — Nous revoyons le malade, qui nous raconte avoir passé un hiver excellent. N'a plus eu de crises de coliques néphrétiques. Quelques douleurs légères ont fait encore leur apparition, mais excessivement fugaces, mobiles et de peu de durée. Le malade a rendu encore de temps en temps de petites quantités de gravier fin rougeâtre. La marche est facile ; le malade plie facilement le genou gauche ; on ne perçoit plus de crépitation.

OBSERVATION XI

—

Rhum. Art. Chroniq. Simpl.

Mme N..., 51 ans, propriétaire.

Ant. héréd. — Père mort à 58 ans d'un accident de voiture. Fracture du crâne. Etait atteint de gravelle.

Mère morte à 70 ans. Pneumonie.

Ant. person. — Pas de maladie particulière dans le bas âge.

Réglée à 16 ans, régulièrement.

Mariée à 35 ans, n'a pas eu d'enfants.

Vie sédentaire, était caissière jusqu'à son mariage. Depuis cette époque s'occupe d'une industrie qui réclame plus d'activité intellectuelle que physique et l'oblige à rester continuellement à la maison.

Depuis 5 ou 6 ans, ressent des douleurs dans les membres supérieurs, douleurs musculaires et articulaires ; les articulations malades sont surtout les épaules et les poignets ; quelques douleurs lombaires. Nous retrouvons toujours le même caractère de douleurs sourdes, intermittentes, que le froid réveille. Les articulations ne sont pas sensibles ; on constate quelquefois un peu d'œdème des poignets avec gêne articulaire ; les mouvements sont un peu douloureux au moment des poussées ; pas de fièvre.

EXAMEN.

Rien de particulier du côté des différents appareils.

Du côté des membres supérieurs, un peu de fatigue dans les poignets ; pas de crépitation articulaire.

2 Juin 1898. — **Traitement.**

MATIN ; *Grande Source*, 66 centilitres.
SOIR : *Grande Source*, 44 centilitres.

1re ANALYSE D'URINES

Urines claires.
Couleur normale.
Léger dépôt de phosphate de soude.

D = 1024.
Acide urique . 0 g 714 par litre.
Urée . . . . 24 34 id.
Pas d'albumine.
Pas de sucre.

3 Juin. — Acide urique . . . . . 0 g 798
Urée 24 98

5 Juin. — Augmenter tous les jours le matin de 22 centilitres.

Acide urique . . . . . 0 g 756
Urée 25 62

6 Juin. — Nous conseillons un bain tous les 4 jours, 40°. Durée une 1/2 heure, suivi d'une friction générale au baume de Fioraventi.

Tous les deux jours, douche chaude générale à jet 1/2 brisé ; durée 4 minutes ; portant surtout sur les membres supérieurs ; suivi du massage des différentes articulations du bras et de l'avant-bras.

Acide urique . . . . . 0 g 819
Urée 25 62

7-8-9 Juin. — Acide urique . . . . . 0 g 903
Urée 25 62

10 Juin. — 1 litre 76 centilitres.

Acide urique . . . . . 0 g 987
Urée 26 26

12 Juin. — Etat général excellent. Pas de douleurs. La balnéothérapie procure un effet des plus satisfaisants.

Acide urique . . . . . 1 g 050
Urée 27 54

13 Juin. — Acide urique . . . . . 1 g 113
Urée 28 82

14-15 Juin. — La malade prend le matin 2 litres 30 centilitres de *Grande Source*.

Acide urique . . . . . 1 g 092
Urée 28 18

16 Juin. — Nous conseillons de diminuer tous les jours la quantité d'eau absorbée de 22 centilitres.

Acide urique . . . . . 1 g 008
Urée 27 54

18 Juin. —	Acide urique	1 g 050
	Urée	27 54
19 Juin. —	Acide urique	0 g 903
	Urée	26 26
20 Juin. —	Acide urique	0 g 819
	Urée	26 10
21 Juin. —	Acide urique	0 g 840
	Urée	25 62
22 Juin. —	Acide urique	0 g 798
	Urée	24 98

La malade quitte Vittel très améliorée.

Nous continuons donc par quelques observations de goutte chronique et de rhumatismes chroniques graves. Nous résumerons plus succinctement ces observations qui n'ont pour nous d'intérêt que le seul parallèle au point de vue de l'élimination de l'acide urique.

OBSERVATIONS CONCERNANT LA GOUTTE CHRONIQUE

—

OBSERVATION XII

—

M. A..., négociant, 45 ans.

Ant. héréd. — Père mort à 65 ans, accidentellement. Antécédents arthritiques. Lombalgie latente. Gravelle.

Ant. person. — A l'âge de 14 ans, fièvre typhoïde, durée normale, convalescence excellente.

A l'âge de 21 ans, service militaire de 6 mois, était logé dans une citadelle humide.

Vie sédentaire, a été d'abord employé 8 ans dans un bureau.

Vie active depuis 1882, mais excès de boissons. Pas d'antécédents spécifiques.

Marié à 25 ans, a eu deux enfants jumeaux. Premier accès de goutte aiguë (1881), survenu à la suite d'un séjour de quelques heures dans l'eau, au moment d'une inondation. Avant cet accès, le malade ressentait déjà des douleurs sourdes dans les deux poignets. Localisations, orteil gauche et articulation tibio-tarsienne gauche. Durée de l'accès 3 semaines.

Deuxième et troisième accès de goutte aiguë (1882), orteils gauche et droit. Articulations tibio-tarsienne des deux côtés.

De 1883 à 1888, deux ou trois accès par an de goutte aiguë et mêmes localisations.

En 1889-1890, un seul accès de *goutte chronique*, en général au mois de décembre ; localisations articulaires aux membres supérieurs (coudes) et inférieurs.

En 1891, a eu 3 accès de goutte chronique.

Le malade prend du pistoja ; sous l'influence de cette médication, dit le malade, les accès sont plus courts et moins douloureux.

1898, 2 accès de goutte chronique (février-avril), localisation aux genoux.

Vient à Vittel.

22 juin 98. — L'examen ne révèle rien de particulier ; quelques douleurs lombaires.

Traitement. — *Grande Source.*

ANALYSES D'URINES (par litre)

DATES	ACIDE URIQUE	URÉE
22 Juin	0 g 945	19 g 85
23 »	0 861	19 21
24 »	0 714	12 81
26 »	0 756	17 93
27 »	0 777	5 12
28 »	0 693	8 96
30 »	0 567	9 60
1 Juillet	0 693	10 24
3 »	0 609	9 60
5 »	0 714	11 53
7 »	0 651	13 45
8 »	0 441	17 93
11 »	0 420	18 57

OBSERVATION XIII

—

M. B..., 44 ans, entrepreneur.

Ant. héréd. — Père mort à 53 ans d'une affection cardiaque.

Mère bien portante, âgée de 64 ans.

Ant. person. — Entérite chronique dans l'enfance.

A l'âge de 28 ans, est sujet à des accès de fièvre paludéenne journaliers, qu'il attribue à un voyage en Espagne. Séjour en France indispensable.

A 30 ans, premier accès de goutte (goutte aiguë). Localisation : les deux orteils et en général les membres inférieurs.

Depuis cette époque, un accès apparaît tous les mois ou tous les 45 jours. Au sixième accès apparaissent des manifestations goutteuses du côté des membres supérieurs.

Depuis 8 ans, accès fréquents de goutte chronique. Le dernier accès en date apparut au mois de février.

L'examen ne révèle rien de particulier du côté des différents appareils.

Ap. nerveux. — Particulièrement surexcitable en raison de chagrins récents. Troubles de la sensibilité. Vertiges. Eblouissements. Troubles de la mémoire depuis un an (mémoire des noms et des dates particulièrement).

Articulations.

Tophus assez nombreux à la main droite, au genou gauche ; un seul, gros comme un œuf de pigeon, au-dessous de la malléole interne.

Traitement. — *Grande Source* matin et soir, jusqu'à dose maxima 1 litre. Poussées articulaires ; le mauvais temps ne permet pas d'ingérer une quantité plus grande et encore sommes-nous parfois obligé de suspendre le traitement.

ANALYSES D'URINES (par litre)

DATES	ACIDE URIQUE	URÉE
17 Juillet 98	0 g 714	30 g 74
20 »	0 819	15 37
22 »	0 609	14 09
25 »	0 735	10 24
28 »	0 651	13 45
30 »	0 756	14 09
2 Aout	0 861	16 01
4 »	0 714	19 85
6 »	0 609	22 41

OBSERVATION XIV

M. V..., 42 ans, négociant en vins.

Ant. héréd. — Père mort à 52 ans.
Mère morte à 63 ans.

Ant. person. — Pas de maladies en bas âge.

A fait son service militaire de 5 ans dans la cavalerie.

Pas de maladies vénériennes.

Excès de boissons nécessités par son commerce.

1er accès de goutte aiguë, 1895 octobre. Symptomatologie ordinaire. Localisation : orteil gauche.

2e accès de goutte aiguë, 1896 novembre. Même localisation.

3e accès de goutte chronique, 1897 octobre. Localisation : orteil gauche et genoux. Les épaules sont aussi atteintes.

A signaler seulement du côté de l'appareil digestif des symptômes de dilatation d'estomac avec dyspepsie avancée.

A l'examen, nous trouvons une légère crépitation du côté de l'épaule droite et un épaississement assez notable de la malléole externe (jambe droite, articulation tibio-tarsienne).

Traitement.

Grande Source, matin et soir, jusqu'à dose maxima de deux litres.

Hydrothérapie. Massage.

ANALYSES D'URINES (par litre)

DATES	ACIDE URIQUE	URÉE
20 Juillet 98	0 g 882	15 g 37
23 »	0 864	14 73
25 »	0 903	21 13
27 »	0 864	20 49
30 »	0 840	19 21
1 Aout	0 714	19 85
4 »	0 819	18 57
6 »	0 714	16 65
9 »	0 756	18 57

OBSERVATION XV

M. F..., 48 ans, négociant.

Ant. héréd. — Père âgé de 80 ans.

Mère âgée de 70 ans.

Pas d'antécédents arthritiques.

Ant. person. — A l'âge de 20 ans, érysipèle à la face, durée 15 jours. Nouvelle poussée 6 mois après.

Sujet aux dermatoses.

Vie sédentaire. Régime très abondant. Pas d'excès alcooliques. Fume d'une façon exagérée.

A fait la campagne de 1870-71.

A l'âge de 30 ans, premier accès de goutte aiguë. Localisations : orteil gauche, articulation tibio-tarsienne et genoux.

A 34 ans, deuxième accès. Localisations : membres supérieurs et inférieurs.

A 37 ans, accès de goutte chronique, mêmes localisations.

A 41 ans, nouvel accès de goutte chronique, mêmes manifestations.

A dater de cette époque, un ou deux accès par an.

Vient pour la première fois en 1896.

A signaler dans l'examen que nous pratiquons l'atrophie des muscles de la face dorsale de la main gauche et des doigts.

Rien du côté de la jambe gauche, qui a cependant le plus souffert. Marche un peu pénible.

Grande Source, matin et soir. Dose maxima 2 litres 50 centilitres.

Deuxième saison en 1897.

Troisième saison en 1898.

Amélioration complète. Atrophie musculaire disparue sous l'influence de l'électricité ou du massage associés.

Nous donnons le résultat des analyses d'urines faites pendant une saison.

ANALYSES D'URINES (par litre)

DATES	ACIDE URIQUE	URÉE
22 Juillet	0 g 840	21 g 77
25 »	0 651	18 57
27 »	0 777	17 93
30 »	0 651	16 65
1 Aout	0 504	15 37
3 »	0 525	16 01
5 »	0 609	16 01
7 »	0 462	17 29
10 »	0 483	16 01
12 »	0 504	16 65

OBSERVATION XVI

Mme C..., 39 ans, négociante.

Ant. héréd. — Père mort à 41 ans. Etait obèse. Mère bien portante.

Ant. person. — Pas de maladies.

Réglée à 15 ans, normalement.

Mariée à 20 ans ; a eu 3 enfants, dont deux accouchements à 7 mois.

En juin 1897, 1er accès de goutte aiguë. Localisations : les 2 orteils et l'articulation tibio-tarsienne.

2e accès, avril 1898, goutte chronique. Localisations aux membres inférieurs.

L'examen ne révèle rien de particulier du côté des organes.

Traitement. — *Grande Source*, matin et soir, jusqu'à dose maxima de 2 litres.

Hydrothérapie. Massage.

ANALYSES D'URINES (par litre)

DATES	ACIDE URIQUE	URÉE
2 Aout	0 g 903	23 g 05
5 »	0 798	19 21
6 »	0 609	15 37
9 »	0 651	18 57
12 »	0 798	17 29
14 »	0 693	17 93
16 »	0 882	25 62
18 »	0 714	20 49
22 »	0 651	17 93

OBSERVATION XVII

Mme B..., 39 ans, rentière.

Ant. héréd. — Père existant, bien portant.

Mère âgée de 62 ans, hémiplégique depuis un an.

Ant. person. — Pas de maladies particulières jusqu'à l'âge de 20 ans. A ce moment, fièvre typhoïde, évolution normale.

Réglée à 14 ans, irrégulièrement.

Mariée à 21 ans. Pas d'enfants.

Vie sédentaire à la campagne.

Régime très nourrissant.

Premier accès de goutte aiguë (1891). Localisation orteil droit.

Deuxième accès (1893). Même localisation.

Troisième accès (1895). Goutte chronique.

Quatrième accès (juin 1898). Localisations : membres inférieurs, les deux orteils successivement et les articulations tibio-tarsiennes. Rien aux genoux.

Rien de particulier du côté des organes.

Nous constatons un eczéma à la face interne de la jambe droite.

L'articulation tarso-phalangienne droite (gros orteil) est augmentée de volume et un peu sensible à la pression.

Traitement. — *Grande Source*, matin et soir jusqu'à dose maxima de 2 litres le matin. Massage.

ANALYSES D'URINES (par litre)

DATES	ACIDE URIQUE	URÉE
8 Août	0 g 945	19 g 54
10 »	0 756	18 57
12 »	0 882	23 05
14 »	0 819	20 49
17 »	0 693	16 01
19 »	0 609	16 63
22 »	0 756	18 57
25 »	0 630	18 57
28 »	0 651	19 21

OBSERVATION XVIII

M. B..., 59 ans, négociant.

Ant. héréd. — Père mort à 83 ans.

Mère morte à 78 ans, rhumatisante.

Ant. person. — N'a jamais été soldat.

Excès alcooliques. Pas de maladies vénériennes.

Pneumonie à l'âge de 29 ans.

Il y a environ 20 ans, a ressenti les premières douleurs.

1er accès de goutte aiguë, à l'âge de 42 ans. Localisations, gros orteil droit et articulations tibio-tarsiennes.

2e accès de goutte aiguë, deux ans après. Localisations identiques.

3e accès, goutte chronique, l'année suivante. Les accès se succèdent tous les ans, envahissant au fur et à mesure toutes les articulations des membres supérieurs et inférieurs.

Le malade éprouve souvent des réveils douloureux du côté du genou droit, qui est légèrement augmenté de volume. Marche pénible.

Traitement. — *Grande Source*, matin et soir, jusqu'à dose maxima 2 litres 50 centilitres. Hydrothérapie. Massage.

ANALYSES D'URINES (par litre)

DATES	ACIDE URIQUE	URÉE
15 Juillet	0 g 903	25 g 62
18 »	0 798	20 49
20 »	0 714	19 21
22 »	0 861	18 57
24 »	0 630	17 93
26 »	0 756	19 21
29 »	0 609	17 93
1 Aout	0 714	16 65
4 »	0 588	18 57

OBSERVATION XIX

—

M. B..., 38 ans, négociant.

Ant. héréd. — Père mort à 61 ans, attaque d'apoplexie, rhumatisant.

Mère âgée de 65 ans, bien portante.

Ant. person. — Pas de maladies antérieures.

En 1891, 1er accès de goutte aiguë. Localisation : gros orteil droit.

En 1892, 2e accès de goutte aiguë. Localisations : gros orteil droit et articulation tibio-tarsienne droite.

En 1893, 3e accès, goutte chronique. Généralisation aux membres inférieurs.

Les accès se renouvellent chaque année avec la même symptomatologie et les mêmes localisations aux membres inférieurs.

Au mois d'octobre 1896, accès de longue durée, avec localisations aux membres inférieurs, et surtout goutte viscérale (manifestations cardiaques et intestinales).

Pas de maladies vénériennes.

Habitudes de tempérance. Nourriture ordinaire.

Vie sédentaire. Travail intellectuel de tous les jours.

Rien de particulier du côté des viscères.

Du côté de l'appareil locomoteur, on constate une exagération de sensibilité à la jambe gauche et une diminution à droite. Un peu de gonflement de l'articulation tibio-tarsienne droite. Atrophie musculaire des muscles de la région postérieure de la jambe droite.

Traitement. — *Grande Source*, matin et soir, jusqu'à 2 litres 50 centilitres. Electricité. Massage.

ANALYSES D'URINES (par litre)

DATES	ACIDE URIQUE	URÉE
—	—	—
6 Juillet	0g 861	19g 85
11 »	0 840	18 57
12 »	0 651	17 93
14 »	0 693	19 21
16 »	0 609	18 57
17 »	0 798	17 93
21 »	0 651	17 29
24 »	0 504	19 21
27 »	0 546	20 49

OBSERVATIONS CONCERNANT LES AUTRES FORMES DE RHUMATISME CHRONIQUE

—

OBSERVATION XX

—

M. G..., 51 ans, industriel.

Ant. héréd. — Père mort à 80 ans.
Mère morte à 71 ans, asthmatique.

Ant. person. — Pas de maladies antérieures.

A fait la campagne de 1870, autour de Paris pendant le siège ; a enduré les privations, le froid et la misère pendant de longs mois.

D'abord voyageur pendant 24 ans. Accidents de gastrite chronique.

Pas d'excès alcooliques. Sobriété complète.

Pas d'excès vénériens.

Vie sédentaire depuis 6 ou 8 ans ; travaille continuellement dans son bureau. Peu ou pas d'exercice physique. Nourriture ordinairement abondante.

Depuis 4 ou 5 ans environ, ressent des douleurs vagues ; puis ces douleurs affectent particulièrement les articulations, les muscles ; petit à petit apparaissent les crampes, fourmillements, des sensations de brûlure, de piqûre et souvent aussi, nous dit le malade, des sensations de chatouillement qui lui semblent presque superficielles.

En mai 96, rhumatisme articulaire, localisations aux genoux, durée 3 semaines (rhumatisme subaigu). Au mois de septembre de la même année, les douleurs prennent un caractère d'acuité plus accentué ; elles siègent dans les deux épaules ; leur intensité existe surtout la nuit. Et, au bout de 2 ou 3 mois, le malade s'aperçoit d'une certaine raideur dans les deux articulations scapulo-humérales ; les mouvements sont difficiles, lents, douloureux, certains même impossibles ; le malade ne peut procéder aux soins de la toilette (mouvements d'élévation très limités, mouvements en arrière impossibles).

Rien de particulier du côté des viscères, Du côté de l'appareil locomoteur, les membres supérieurs seuls portent les marques du rhumatisme chronique.

Les articulations des épaules sous l'influence des mouvements imprimés laissent percevoir une crépitation intense.

Les muscles ont particulièrement souffert ; nous constatons l'atrophie musculaire très prononcée du deltoïde et des muscles du bras à droite, encore plus prononcée à gauche.

La sensibilité thermique est conservée intacte. La sensibilité à la piqûre présente des zones d'augmentation et de diminution.

La force est très diminuée.

Signalons encore quelques douleurs lombaires.

Depuis 2 ou 3 ans, présence fréquente de gravier rougeâtre dans l'urine.

Traitement. — *Grande Source*, matin et soir, jusqu'à dose maxima de 2 litres 70 centilitres.

Electricité. Massage.

Hydrothérapie : peu.

Après la première saison (1897), mouvements plus libres ; le malade procède aux soins de sa toilette ; ces mouvements laissent encore toutefois beaucoup de fatigue ; les articulations sont plus mobiles.

Deuxième saison (1898) : le traitement au complet a été continué pendant l'hiver ; les deltoïdes, une partie des muscles du bras sont très améliorés ; il reste encore un peu d'atrophie à la face intérieure du bras. En somme amélioration presque complète, la guérison n'est plus qu'une affaire de quelques mois.

ANALYSES D'URINES (par litre)

DATES	ACIDE URIQUE	URÉE
13 Juillet	0 g 798	32 g 66
14 »	0 588	18 57
16 »	0 714	20 49
17 »	0 714	21 77
18 »	0 966	19 85
19 »	0 357	17 29
20 »	0 945	21 13
21 »	0 798	20 49
22 »	0 735	15 37
23 »	0 693	14 73
24 »	0 735	16 65
25 »	0 735	17 29
26 »	0 672	15 37
27 »	0 672	15 37
28 »	0 630	16 01
29 »	0 588	17 29
31 »	0 588	14 09
1 Aout	0 693	21 13
2 »	0 546	16 01
3 »	0 504	19 21

OBSERVATION XXI

M. T..., 65 ans, général.

Ant. héréd. — Père mort à 82 ans.

Mère morte à 88 ans.

Grand-père et grand'mère présentaient des manifestations rhumatismales.

Ant. person. — Pas de maladies en bas âge.

Campagne de Crimée (1855-56), a beaucoup souffert du froid.

Campagne d'Italie, blessé au combat de Marignan ; fracture de la rotule par coup de feu ; plaie en séton, face interne du genou gauche. Ankylose consécutive, durée 2 à 3 ans. Traitement à Bourbonne. Campagne de 1870-71. Armée de Metz. Captivité à Mayence.

Fistule anale opérée (1878).
Pneumonie double (1880).
Campagne de Tunisie (1881-82).

EXAMEN.

Ap. pulm. — Quelques râles congestifs à la base des deux poumons.

Ap. locomot. — Nodosités d'Héberden aux deux mains en grande abondance. Rétraction de l'aponévrose palmaire à droite. Membres gauches amaigris, surtout la jambe ; atrophie musculaire des muscles du mollet. Le genou porte la cicatrisation de la blessure ; un peu de douleur à la partie interne.

Traitement. — *Grande Source*, matin et soir, jusqu'à dose maxima de 2 litres.

ANALYSES D'URINES (par litre)

DATES	ACIDE URIQUE	URÉE
26 Juillet	0 gr 903	28 gr 82
30 »	0 346	26 10
2 Aout	0 462	14 73
6 »	0 609	21 77
9 »	0 756	20 49
14 »	0 525	17 29
16 »	0 509	16 65

OBSERVATION XXII

Mme U..., 48 ans.

Ant. héréd. — Père mort à 41 ans, tuberculose acquise. Mère âgée de 73 ans, bien portante, rhumatisante.

Ant. person. — N'a jamais fait de maladies sérieuses.
Angines fréquentes.
Réglée à 12 ans, ménopause depuis 4 ans.
Mariée en 1878, pas d'enfants.
Il y a cinq ans, à la suite d'un refroidissement et d'un œdème

consécutif des deux mains, la malade vit apparaître des nodosités d'Héberden siégeant à l'union de la phalangette et de la première phalange de l'index et du médius des deux mains (lésion symétrique).

Il y a deux ans, douleur dans l'épaule droite. Depuis quelques jours, douleurs dans les pieds. Eczéma au côté gauche de l'aile du nez, empiétant sur le nez, la joue et descendant presque jusqu'à l'angle gauche de la mâchoire.

Traitement. — *Grande Source.* Matin et soir, jusqu'à 2 litres 51 centilitres.

Hydrothérapie. Massage.

ANALYSES D'URINES (par litre)

DATES	ACIDE URIQUE	URÉE
31 Juillet	0 g 882	25 g 62
2 Aout	0 714	21 13
4 »	0 798	20 49
6 »	0 630	19 21
8 »	0 525	14 93
10 »	0 588	16 01
12 »	0 777	18 57
15 »	0 609	17 93
17 »	0 903	24 34
19 »	0 609	19 85
21 »	0 567	18 57

OBSERVATION XXIII

M. L..., 46 ans, négociant.

Ant. héréd. — Père mort à 64 ans, cirrhose atrophique. Mère bien portante.

Pas d'antécédents arthritiques.

Ant. person. — A d'abord beaucoup voyagé.

Puis, depuis 10 à 12 ans, vie sédentaire. Peu ou pas d'exercice. Nourriture très abondante.

Un peu d'éthylisme.

A l'âge de 24 ans, dyspepsie. Trois saisons consécutives à Vichy.

A l'âge de 25 ans, attaque de rhumatisme articulaire aigu (membres supérieurs et inférieurs). Pendant quelques années, a ressenti des douleurs plus ou moins intenses dans les articulations.

Atteint de lésion aortique depuis 1890.

Depuis 3 ans, accès de goutte chronique ; localisations : pied gauche, orteil, articulations tibio-tarsiennes. Œdème blafard, ni rougeur, ni chaleur. Sensibilité à la pression. Pas de douleurs au repos. Ressent plutôt une sensation de pesanteur dans le membre.

En mai 1898, accès de goutte chronique, durée 15 jours. Environ deux accès par an, l'un au printemps, l'autre au déclin de l'été.

Neurasthénique.

Traitement. — *Grande Source*, matin et soir, jusqu'à 1 litre 70 centilitres. Massage.

ANALYSES D'URINES (par litre)

DATES	ACIDE URIQUE	URÉE
15 Aout	0 gr 987	17 gr 29
18 »	0 672	18 57
20 »	0 735	21 13
22 »	0 630	19 85
23 »	0 840	19 21
24 »	0 903	20 49
25 »	0 840	19 21
26 »	0 819	19 85
28 »	0 861	18 57
30 »	0 756	17 93
31 »	0 693	18 57

OBSERVATION XXIV

Mme V..., 65 ans, rentière.

Ant. héréd. — Père mort à 70 ans, affection du cœur. Mère morte à 55 ans, cancer de l'estomac.

Ant. person. — Gravelle urique depuis 4 ans. Rhumatisme chronique depuis l'âge de 40 ans. Calculs salivaires depuis 6 mois.

Voit apparaître souvent du gravier rouge dans les urines. Quelques douleurs lombaires.

Nodosités d'Héberden aux mains.

Du côté des genoux, craquements articulaires très prononcés.

Traitement. — *Grande Source.*

ANALYSES D'URINES (par litre)

DATES	ACIDE URIQUE	URÉE
15 Aout	0g 714	19g 21
17 »	0 609	18 57
20 »	0 693	21 13
23 »	0 504	18 57
25 »	0 714	16 01
28 »	0 504	17 93
30 »	0 588	17 29
2 Septembre	0 420	15 37
4 »	0 504	16 65
5 »	0 525	17 29

Rhumatisme articulaire chronique simple (Obs. I, II, III, IV)

Acide urique en grammes

Jours : 1er 2e 3e 4e 5e 6e 7e 8e 9e 10e 11e 12e 13e 14e 15e 16e 17e 18e 19e 20e 21e

2.00
1.90
1.80
1.70
1.60
1.50
1.40
1.30
1.20
1.10
1.00
0.90
0.80
0.70
0.60
0.50
0.40
0.30

Obs. I
Obs. II
Obs. III
Obs. IV

Rhumatisme articulaire chronique simple (Obs. V, VI, VII, VIII)

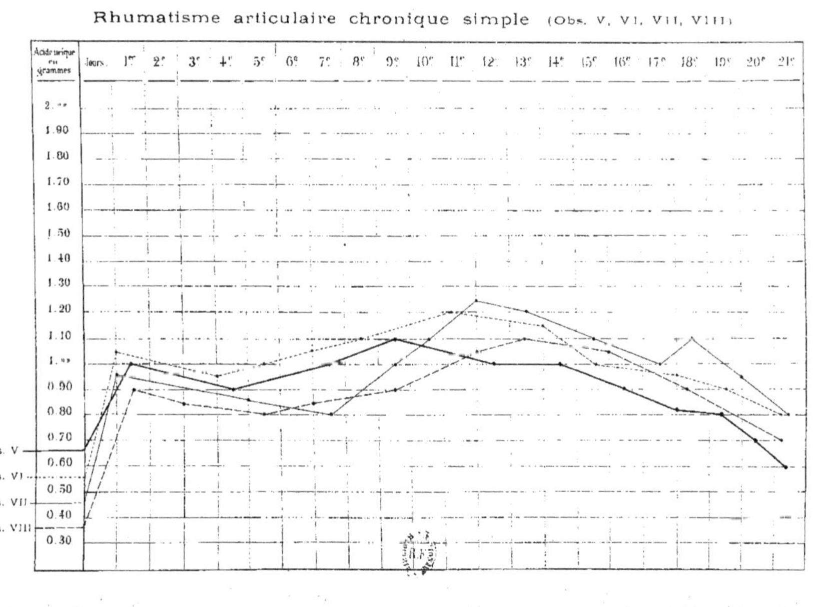

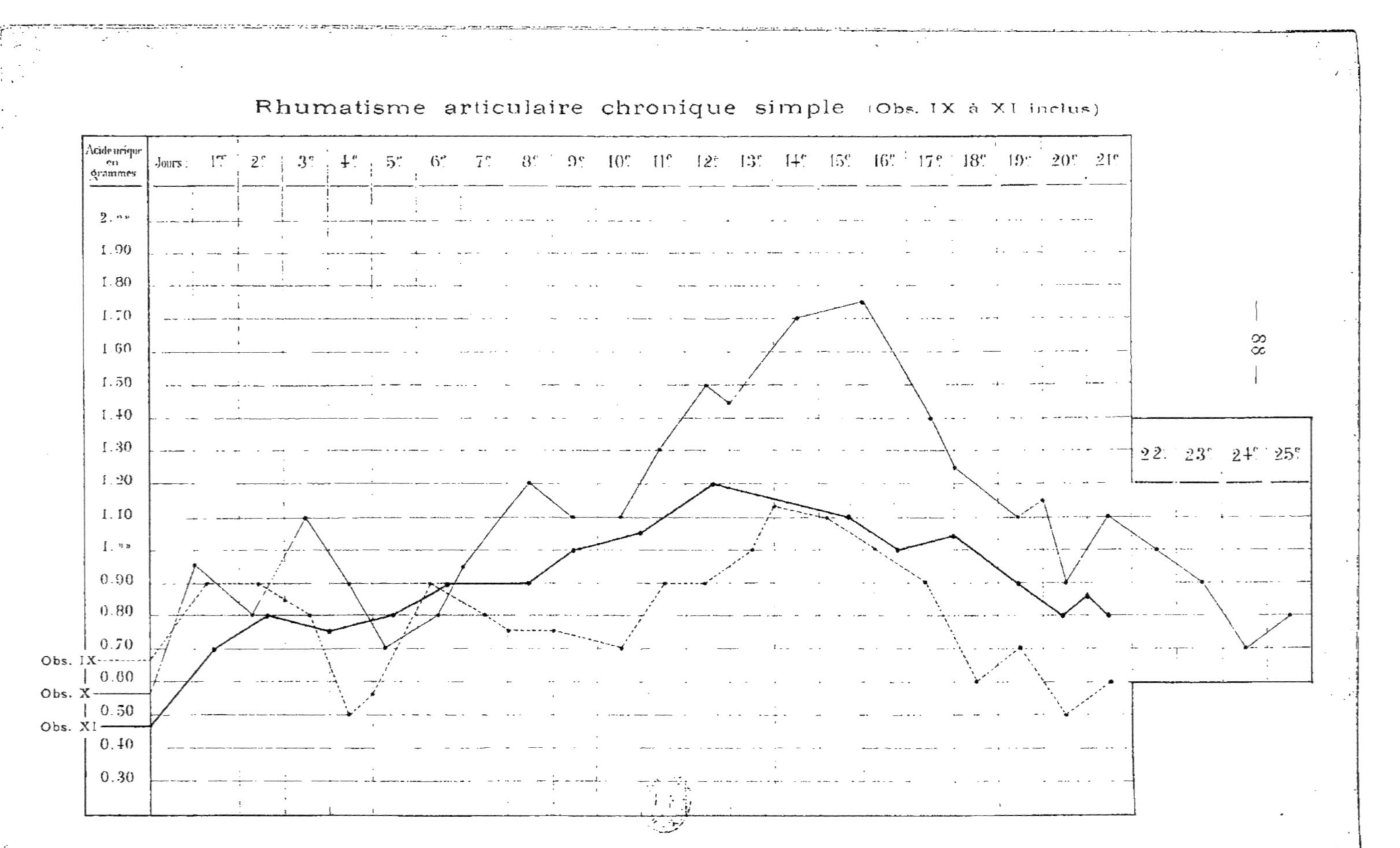
Rhumatisme articulaire chronique simple (Obs. IX à XI inclus)
Acide urique en grammes
Jours :
1er
2e
3e
4e
5e
6e
7e
8e
9e
10e
11e
12e
13e
14e
15e
16e
17e
18e
19e
20e
21e
22e
23e
24e
25e
2.
1.90
1.80
1.70
1.60
1.50
1.40
1.30
1.20
1.10
1.
0.90
0.80
0.70
0.60
0.50
0.40
0.30
Obs. IX
Obs. X
Obs. XI

Goutte chronique (Obs. XII à XV inclus)

Acide urique en grammes

Jours : 1er 2e 3e 4e 5e 6e 7e 8e 9e 10e 11e 12e 13e 14e 15e 16e 17e 18e 19e 20e 21e

2. »» 1.90 1.80 1.70 1.60 1.50 1.40 1.30 1.20 1.10 1. »» 0.90 0.80 0.70 0.60 0.50 0.40 0.30

Obs. XII

Obs. XIII

Obs. XIV

Obs. XV

Goutte chronique (Obs. XVI à XIX inclus)

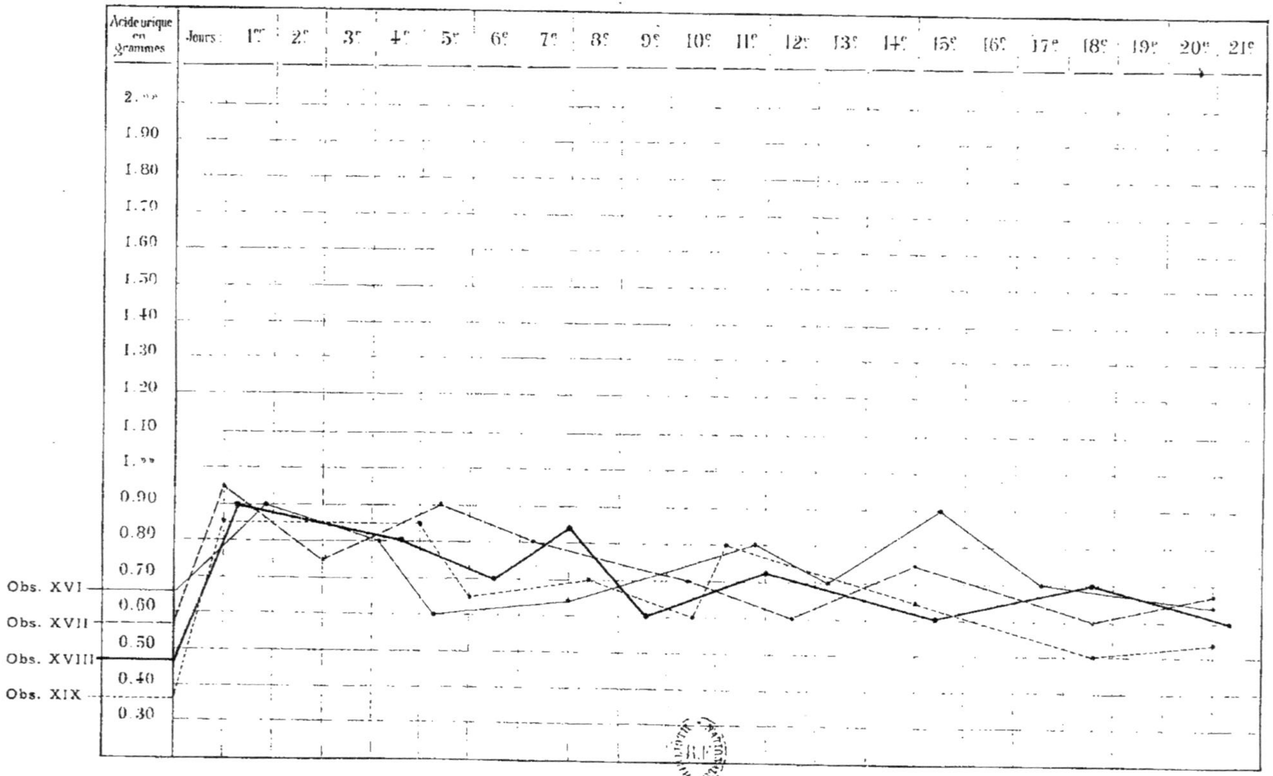

Acide urique en grammes

Jours : 1er 2e 3e 4e 5e 6e 7e 8e 9e 10e 11e 12e 13e 14e 15e 16e 17e 18e 19e 20e 21e

2.00
1.90
1.80
1.70
1.60
1.50
1.40
1.30
1.20
1.10
1.00
0.90
0.80
0.70
0.60
0.50
0.40
0.30

Obs. XVI
Obs. XVII
Obs. XVIII
Obs. XIX

Formes graves du Rhumatisme chronique (Obs. XX à XXIV inclus)

Acide urique en grammes: 2.00, 1.90, 1.80, 1.70, 1.60, 1.50, 1.40, 1.30, 1.20, 1.10, 1.00, 0.90, 0.80, 0.70, 0.60, 0.50, 0.40, 0.30

Jours : 1er, 2e, 3e, 4e, 5e, 6e, 7e, 8e, 9e, 10e, 11e, 12e, 13e, 14e, 15e, 16e, 17e, 18e, 19e, 20e, 21e

Obs. XX
Obs. XXI
Obs. XXII
Obs. XXIII
Obs. XXIV

CONSIDÉRATIONS

La série des observations que nous venons d'exposer, les tableaux que nous présentons, les nouvelles conceptions sur l'origine de l'acide urique, les recherches que nous avons faites sur son élimination vont nous permettre non seulement de montrer à nouveau les différences qui séparent la forme simple des autres formes du rhumatisme chronique, mais encore d'envisager la question sous un aspect différent et opposé aux tendances de ces dernières années.

Nous nous arrêterons quelques instants à la clinique et à la symptomatologie propres aux formes que nous mettons en parallèle ; nous nous attacherons à mettre en relief les indications que nous procurent les nombreux dosages que nous avons pratiqués, à en tirer les conclusions qui en découlent et à en dégager surtout l'idée que nous nous faisons aujourd'hui de la forme simple d'emblée du rhumatisme chronique. Pour ces dosages, nous nous sommes toujours servi d'urines de la nuit ; celles de la journée, au moment de la cure, ne fournissent que des résultats incertains ou contradictoires.

L'ensemble général des tracés que nous donnons plus haut nous permet d'affirmer un premier résultat.

La quantité d'acide urique éliminée par litre est toujours supérieure à 1 gr. dans le rhumatisme articulaire chronique simple ; elle dépasse donc de beaucoup les quantités, *toujours inférieures à 1 gr.*, que nous ont données les différentes analyses pratiquées chez des goutteux ou d'autres rhumatisants chroniques.

Considérons plutôt les chiffres :

Pour le rhumatisme articulaire chronique simple, la

moyenne par litre d'acide urique éliminée = 1 gr. 27.

Pour les autres formes du rhumatisme chronique, la moyenne par litre = 0 gr. 722.

Pour la goutte chronique, la moyenne par litre = 0 gr. 70.

Il faut remarquer pour cette dernière que nous n'avons pas envisagé les décharges uratiques qui se produisent au moment des accès.

Dans le rhumatisme articulaire chronique simple, l'élimination de l'acide urique suit une progression à peu près uniforme, correspondant presque toujours à l'absorption et dont nous allons retracer les caractères et les principales phases.

La première analyse que nous pratiquons, en général, au lendemain de l'arrivée du malade à la station, nous fournit presque toujours, quelle que soit la forme de l'affection, des quantités d'acide urique considérables, et cela particulièrement dans la forme simple. Quelle est la cause de cette brusque décharge urique ? Nous croyons qu'elle réside très souvent dans la fatigue d'un long voyage ajoutée à une certaine appréhension créée par des raisons multiples, telles que le souci du traitement particulier que le malade va suivre, la valeur des soins qu'il va recevoir et surtout l'inquiétude du résultat final. Elle réside aussi dans le changement subit amené dans l'état d'un individu, qui se trouve brusquement transplanté souvent loin de ses affaires, loin des siens et surtout troublé dans ses habitudes.

A cette évacuation intense succède immédiatement une diminution notable dans l'élimination, dont la durée égale les trois ou quatre jours qui suivent, rarement plus longtemps, quelquefois moins. A ce moment la quantité d'eau ingérée est peu considérable ; c'est plutôt une période d'observation et d'étude.

Nous allons voir que l'élimination de l'acide urique suit dans ses variations une marche parallèle à l'augmentation de la pression sanguine et par conséquent à la quantité d'eau ingérée ; en d'autres termes, l'acide urique augmentera dans les urines (pendant la cure) parallèlement avec les doses d'eau de plus en plus croissantes que nous faisons prendre aux malades.

A partir du quatrième ou cinquième jour de la cure commence le traitement proprement dit. Le tracé accuse alors des lignes graduellement ascendantes, jusqu'à un maximum, variable avec les individus et l'ancienneté de l'affection : c'est que nous augmentons alors tous les jours, jusque vers le douzième ou quatorzième jour, les quantités d'eau absorbées, suivant une progression fixe journalière de 22 centilitres (2/3 de verre). Les malades arrivent ainsi à absorber le matin 2 litres d'eau en moyenne, 2 litres 1/2 fréquemment, au quatorzième jour qui suit leur arrivée à la station. Toutefois la dose maxima peut être bien moindre ; elle varie suivant les individus et chez l'individu lui-même suivant une foule de conditions, telles que l'âge, le sexe, l'intégrité plus ou moins grande des organes, conditions qui doivent diriger habituellement le médecin et dans son traitement et dans ses conseils. Nous y reviendrons encore au sujet du traitement.

A cette période d'absorption et d'élimination progressives, si l'on peut s'exprimer ainsi, nous venons apporter le concours souvent précieux, presque toujours utile et souvent aussi indispensable de l'hydrothérapie, du massage, des frictions, qui réveillent et stimulent d'une façon énergique des fonctions endormies, paresseuses ou diminuées.

Continuons à suivre le tracé. La plupart nous indiquent, à la suite de la phase ascendante, une période d'état, une sorte de plateau, peu étendu il est vrai, et non pas toujours égal. Il correspond en général à une période de 3 ou 4 jours, s'étendant du douzième au quinzième jour de la cure, et correspondant aussi au maxima de l'excrétion urique. Durant ces quelques jours, nous avons laissé le malade absorber la même quantité d'eau, soit le chiffre de 2 litres ou 2 litres 1/2 qu'il avait atteint au cours de la période précédente.

Enfin, un dernier regard jeté sur le tracé nous montre une ligne qui va progressivement décroissante jusqu'à la fin de la cure, quoique plus accidentée et moins régulière que la ligne ascendante. L'hydrothérapie, le massage sont continués jusqu'à la fin ; la quantité d'eau ingérée va progressivement en diminuant ; nous laissons le malade revenir lentement aux faibles doses du début.

Cette analyse rapide, cette étude des tracés, nous permettent de poser encore les résultats suivants :

1° *L'élimination de l'acide urique pendant la cure suit une progression successivement croissante et décroissante, séparée par une courte période d'état.*

2° *Cette progression est en raison directe de la quantité d'eau ingérée et par conséquent de l'accroissement de la pression sanguine.*

3° *Le maximum de l'élimination apparaît en général vers le douzième jour de la cure.*

L'urée, dans la forme simple du rhumatisme chronique, suit les variations quantitatives de l'acide urique, augmentant en même temps que lui et diminuant avec lui. A ce sujet, nous sommes en opposition avec Becquerel, qui prétendait que, lorsque l'acide urique augmente, l'urée diminue. Mais d'autres physiologistes, tels que Ranke, Wohler, Frerichs pensent autrement ; leurs expériences ont prouvé que l'ingestion d'acide urique dans les veines détermine une augmentation d'urée. Quant au parallélisme régulier dans les deux excrétions (urique ou urée), il serait difficile de l'expliquer autrement que par l'intégrité parfaite des organes qui président à la formation de l'urée et en particulier du foie. Le rôle bienfaisant de l'eau par l'augmentation de la pression sanguine, par son alcalinisation, aurait pour résultat dans ce cas une suractivité cellulaire qui se traduirait par une production constante et croissante d'urée.

La quantité d'urée éliminée par litre atteint presque toujours sa normale au début de la cure, la dépasse quelquefois, mais de peu. Elle lui est très souvent de beaucoup supérieure au milieu du traitement. Enfin, cette quantité est presque toujours égale à la normale, quelquefois supérieure, jamais inférieure à la fin de la cure.

Les augmentations considérables du chiffre de l'urée par litre ont été constatées par nous, surtout dans le rhumatisme articulaire chronique simple d'emblée.

La densité a toujours été normale.

Les dépôts uratiques sont plus fréquents et plus abondants dans les formes articulaires chroniques simples.

Les urines sont presque toujours limpides, à odeur caractéristique, de couleur souvent jaune foncé.

Une seule fois nous avons trouvé des cristaux d'oxalate de chaux.

Jamais d'albumine.

Tels sont les résultats que nous a procurés l'examen fréquent des urines. Il nous reste à montrer comment la forme simple du rhumatisme articulaire chronique constitue une entité morbide, distincte des autres formes du rhumatisme chronique ; nous allons donc examiner les caractères communs qui les rapprochent et les caractères différentiels qui les séparent.

Il nous semblerait fastidieux de nous étendre longuement sur les divergences qui existent entre le rhumatisme articulaire chronique simple d'emblée et la goutte chronique ; la symptomatologie de ces deux formes est tellement différente, l'aspect si caractéristique, que le public, ordinairement ignorant des choses médicales, les distingue très facilement à première vue.

Notre étude tendra surtout à différencier la forme simple des autres formes du rhumatisme chronique.

L'étiologie est à peu près la même ; l'hérédité joue un rôle à peu près égal parmi toutes ces formes de la grande famille de l'arthritisme. La symptomatologie nous fournit les principaux traits de dissemblance. En effet nous n'avons qu'à nous reporter à la description que nous faisions plus haut de la forme simple ; nous y voyons des douleurs vagues, sans acuité, le plus souvent articulaires,

BF

assez fréquemment musculaires ; des localisations articulaires bénignes, caractérisées la plupart du temps par de simples craquements, rarement de l'œdème, pas de rougeur, pas de chaleur, pas de fièvre. Les muscles ne sont jamais frappés d'atrophie ; les lésions viscérales sont inconnues. La succession de la forme chronique à la forme aiguë, nous ne la connaissons pas.

Dans les autres formes, nous retrouvons ces douleurs vagues de la forme simple, mais elles précèdent de peu les autres accidents. Nous assistons bientôt à de véritables crises douloureuses, qui troublent en général le repos des nuits pour se continuer jusqu'au matin. Les fourmillements, les crampes, les élancements à allure névralgique viennent aussi apporter leur douloureux appoint. Lorsque la localisation s'établit, et la marche est assez rapide, on voit les jointures tuméfiées et chaudes, quelquefois légèrement colorées en rouge. La douleur est accrue par la pression, les mouvements sont impossibles ; il y a poussée d'arthrite subaiguë, mais généralement de peu de durée. Ce paroxysme laisse après lui des lésions ineffaçables (lésions osseuses, atrophie musculaire) qui ne font que s'accentuer et produisent le plus souvent une attitude vicieuse des membres. Il y a de plus tendance à la généralisation de la périphérie à la racine du membre.

L'anatomie pathologique apporte elle aussi ses dissemblances. D'un côté, pour le rhumatisme articulaire chronique simple, lésions superficielles de l'arthro-synovite sèche ; de l'autre, lésions profondes intéressant les os, les cartilages, les muscles, les aponévroses.

Ces divergences profondes n'ont cependant pas suffi pour empêcher les cliniciens de ranger toutes ces formes chroniques dans le même cadre, de leur fixer la même étiquette, de leur attribuer la même succession et la même origine. Quelles causes n'a-t-on pas invoquées pour expliquer l'apparition des accidents ? Les uns prétendent que dans tout rhumatisme chronique, c'est l'infection qui est le point de départ des accidents. Les autres font intervenir la théorie microbienne ; Schüller, Bannatyne et Wohlmann (1894) ont trouvé un très petit bacille, qui varie d'ailleurs avec l'auteur des recherches. D'autres font intervenir l'hérédité, qui créerait une disposition morbide, inhérente à l'individu et transmissible par cette même hérédité. Les plus nombreux sont les partisans de la théorie nerveuse et, parmi ceux-ci, les plus rationnels concluent à l'origine nerveuse de toutes les formes du rhumatisme chronique, d'un rapprochement entre les manifestations articulaires du rhumatisme chronique et certaines arthropathies d'origine nerveuse (tabes, etc.), de la coexistence fréquente dans le rhumatisme chronique de symptômes nerveux (atrophie musculaire, spasme) ; les plus exagérés, considérant la fréquence de la maladie dans le sexe féminin, vont chercher la cause dans une irritation, partant de l'appareil génital et agissant par voie nerveuse réflexe sur les articulations (Communication de Bœumler. Congrès allemand, juin 1897).

Quoi qu'il en soit, pour la forme simple qui nous occupe, nous n'avons pas à envisager l'infection, puisque le mal ne participe d'aucune affection aiguë ou subaiguë antérieure, ayant pour caractère principal d'être complètement apyrétique dans ses manifestations. Nous ne nous arrêtons pas davantage à la théorie microbienne, trop peu précise pour nous. L'hérédité peut imprimer un caractère de débilité à la vie cellulaire, s'accentuant sous l'influence de certaines conditions étiologiques, et encore n'avons-nous qu'une prédisposition dont nous ne pouvons pas mesurer ni l'importance, ni le degré ; elle n'est même pas la cause occasionnelle, elle la subit. Pourquoi nous attarder à la théorie nerveuse ? La symptomatologie ne nous laisse rien entrevoir qui puisse s'y rapporter ; la bénignité de l'affection, la superficialité des lésions, la curabilité facile et rapide, sont autant de raisons qui militent contre l'influence du système nerveux.

La véritable cause de l'apparition des accidents, il faut la chercher en partie dans les divers facteurs étiologiques dont nous avons parlé et surtout dans la physiologie, dans l'ensemble des différentes fonctions qui concourent au maintien de la vie. C'est ce qui nous amène à revenir à la théorie nucléinique de l'origine de l'acide urique ; nous allons nous efforcer de montrer qu'il y a dans la forme simple autre chose que les conceptions entrevues jusqu'ici.

Et puisque nous avons parlé de physiologie, laissez-nous aborder pour quelques instants cette branche à la fois si complexe et si intimement unie dans son rôle ; elle nous permettra de montrer comment certains facteurs étiologiques peuvent jeter une perturbation dans l'ensemble des fonctions dont le concert continuel maintient et la santé et l'existence de l'individu. Nous avons parlé particulièrement des globules blancs ; il est bon de connaître ce qu'ils sont, quelle est leur vie et quel est leur rôle. Et pour cela examinons les principaux liquides qui les renferment.

Le sang contient des globules rouges et des globules blancs, ces derniers en moins grande quantité que dans la lymphe. D'après Cl. Bernard, le sang est à la fois un liquide nourricier et un liquide excréteur ; il charrie les matériaux nécessaires à la vie des tissus et les principes de déchet qui en proviennent et doivent être éliminés. Il y a, d'un côté, apport de matériaux nutritifs pour la rénovation des tissus, matériaux variant suivant les pertes subies ; de l'autre côté, par cette rénovation, le sang maintient d'une façon intégrale les propriétés vitales des tissus. L'oxygène est l'agent principal des décompositions chimiques.

Le rôle du sang est aussi très important dans le balayage des déchets ; car, si ceux-ci s'accumulaient dans les tissus, n'étaient pas enlevés rapidement, on verrait apparaître bientôt des phénomènes tels que perte de l'irritabilité musculaire et nerveuse, accidents urémiques.

La tension du sang règle la transsudation du plasma à travers les parois vasculaires et favorise le fonctionnement des organes.

La lymphe constitue un système intermédiaire, un appareil de drainage qui ramène au sang une partie du plasma sanguin exsudé à travers les parois des capillaires, qui transmet aux tissus et aux organes les matériaux qui ont été fournis par le sang, qui reçoit d'eux les matériaux de déchet et les ramène au sang avec les parties non utilisées. Il y a échange continuel entre le sang et la lymphe, entre la lymphe et les tissus ; ces trois facteurs de la nutrition sont étroitement enchaînés. Dans ces échanges, les globules rouges et blancs jouent un rôle important comme véhicules des matériaux d'apport et de déchet.

La lymphe augmente avec la digestion, une alimentation particulière, avec l'augmentation de pression sanguine, avec les mouvements musculaires.

Maintenant que nous connaissons le rôle des globules blancs et puisque nous avons dit que l'acide urique provenait en grande partie de leur destruction, les questions suivantes se posent :

Quels sont les agents de destruction ?

Où a lieu cette destruction et sur quels éléments porte-t-elle ?

A quel moment se fait-elle ?

Quels sont les lieux de dépôt de l'acide urique ?

Quelles sont les causes qui favorisent cette destruction ?

Parmi les agents de destruction des globules blancs, il faut citer en première ligne la bile, les sels alcalins des acides biliaires qui dissolvent et détruisent les globules sanguins. Le sang, suivant Horbaczewski, aurait aussi cette propriété destructive des globules blancs.

L'urée en solution ou en poudre possède la même propriété, mais dans des conditions qui varient suivant la concentration de la solution.

La destruction accomplit son œuvre, non seulement et surtout sur les globules blancs du sang et de la lymphe, mais encore au sein des tissus conjonctifs, dans les profondeurs de ces lacunes, origine des canaux lymphatiques, sur ces éléments arrondis, ovalaires, pourvus d'un noyau, embryonnaires pour ainsi dire, que Waldeyer a nommés *cellules du plasma*. Ajoutons aussi que les globules blancs paraissent se détruire très rapidement après leur sortie des vaisseaux.

Puis les matériaux de déchet s'accumulent au sein de ces tissus ; par une série de dédoublements chimiques, l'acide urique apparaît, la circulation est gênée ; il joue alors le rôle d'un excitant, d'un poison des tissus avec toutes ses réactions.

Le rôle des tissus conjonctifs, leur constitution, leurs rapports avec les liquides de l'organisme, sang, lymphe, les phénomènes de transsudations séreuses ou liquides dont ils sont le siège, en un mot les phénomènes osmotiques qu'ils comportent, nous font entrevoir que là surtout et plus que partout ailleurs se produit cette destruction nucléinique et s'accumule l'acide urique.

Il serait intéressant de savoir, à propos des globules blancs détruits par le sang, si toutes les phases de mortification se déroulent à l'intérieur ou à l'extérieur des vaisseaux ou si le globule blanc, pour ainsi dire frappé à mort au sein du liquide, conserve de toutes ses propriétés vitales l'unique mouvement de diapédèse, qui lui permet d'arriver au sein des tissus environnants et d'y subir les diverses transformations chimiques.

Quoi qu'il en soit, on trouve de l'acide urique déposé un peu partout, dans tous les organes, dans tous les centres ; la quantité seule varie ; il suffit pour s'en convaincre de se reporter aux considérations que nous avons émises au début de ce travail sur l'existence de l'acide urique dans l'organisme.

L'acide urique se forme en tout temps, mais particulièrement au moment de la digestion.

Enfin toutes les causes qui sont capables de jeter une perturbation parmi les fonctions organiques favorisent la production de l'acide urique. Nous avons déjà cité les principales, le froid, la sédentarité, ajoutons encore le surmenage intellectuel.

La véritable cause des accidents, toutes les autres

n'étant que des causes occasionnelles, serait le manque d'équilibre dans l'acte intime des échanges entre les tissus et les différents liquides de l'économie, trouble qui favoriserait la destruction des globules blancs en plus grande quantité ; il y aurait donc dans cette forme trouble de nutrition proprement dit. Quel serait-il ? Les quantités d'acide urique considérables que nous trouvons chez nos malades nous font croire à une *leucocytose pathologique*. C'est à cette idée seule que nous nous arrêtons. La bénignité de l'affection, la superficialité des lésions nous faisaient entrevoir depuis longtemps cette solution.

Et nous le répétons encore, ne cherchons pas dans le rhumatisme chronique simple d'emblée une infection, un microbe particulier, l'influence spéciale de l'hérédité ou du système nerveux ; un simple trouble de nutrition suffit à expliquer les accidents.

Étant ainsi différent des autres formes, le rhumatisme chronique simple ne peut à la longue se transformer en l'une d'elles ; il ne procède pas de la même origine tout en reconnaissant les mêmes causes ; ses antécédents ne révèlent aucun accident fébrile ; sa marche, son développement sont absolument semblables. La lésion articulaire, si l'on n'y prend garde, peut s'accentuer, mais jamais elle n'offrira le spectacle pénible de ces lésions osseuses et musculaires à des degrés différents, de ces rétractions fibreuses qui assiègent les autres formes. Non, la succession n'est pas possible ; elle n'existe pas.

Considérons encore, pour en terminer avec ce parallèle, considérons l'aspect du malade : invariable chez l'un, il nous donne très souvent chez l'autre ou l'image d'une déchéance physique profonde, ou l'illusion d'une cachexie progressive. L'intégrité des organes dans un cas, les différentes lésions viscérales (cœur, foie, reins) dans l'autre, apportent le concours de leur trop funeste éloquence en faveur de cette distinction.

DIAGNOSTIC — PRONOSTIC TRAITEMENT

Le diagnostic est relativement facile et il est nécessaire en ce qui concerne les arthropathies. Il est inutile de mettre en parallèle les lésions fébriles des articulations et, parmi les affections chroniques, le cercle devient très restreint.

Nous pouvons écarter d'ores et déjà les lésions du tabes et nous avons montré qu'il était impossible de confondre la forme simple avec la goutte. Nous restreindrons donc la discussion entre cette forme simple et les autres formes du rhumatisme chronique.

Et nous disons le rhumatisme articulaire chronique simple d'emblée se distingue des autres variétés :

1° Par l'extrême lenteur de sa marche et la longueur de la période prodromique.

2° Par la symptomatologie, si réduite dans un cas, si accidentée dans l'autre.

3° Par l'apyrexie complète dans la forme simple, à côté des réveils subaigus si fréquents dans les autres formes.

4° Par les lésions anatomiques, superficielles et passagères chez l'un, profondes et durables chez les autres.

5° Par l'aspect des articulations malades. A peine œdématiées pour la forme simple, très augmentées de volume chez les autres formes et présentant souvent une attitude vicieuse du membre.

6° Par les localisations aux grandes jointures, tandis que, dans les autres formes, la lésion commence par les petites jointures ; elle suit dans ces formes une marche envahissante de la périphérie à la racine du membre.

7° Par l'absence de lésions vésicales dans un cas et par la fréquence des localisations cardiaques et le mauvais état des reins dans l'autre.

8° Par la différence dans la quantité d'acide urique excrété.

9° Par l'aspect du sujet.

10° Dans leurs rapports de succession, la forme simple ne procédant pas des formes aiguës ou subaiguës du rhumatisme.

11° Dans l'évolution et la curabilité facile dans un cas, très difficile ou impossible dans les autres.

Quant à l'application des rayons X comme moyen de diagnostic, elle trouve son utilité dans les autres formes; la bénignité des lésions de la forme simple ne permet pas de donner des résultats bien précis.

Le pronostic est bénin dans la forme simple ; lorsque les articulations sont augmentées de volume, l'œdème disparaît toujours très rapidement et au bout de quelques jours d'un traitement sérieux; les craquements seuls paraissent être plus tenaces ; ils disparaissent plus lentement et d'autant plus facilement que le début des douleurs est plus rapproché. La lésion est donc facilement curable.

On a reconnu depuis longtemps les excellents résultats de la pratique des eaux minérales dans le traitement du rhumatisme articulaire chronique ; cette médication, encouragée par l'appui du corps médical tout entier, tend à se généraliser de plus en plus.

La thérapeutique n'est pas restée inactive, témoins les nombreux médicaments qui ont été déjà préconisés dans le traitement des formes chroniques du rhumatisme. Chaque jour pour ainsi dire apporte une nouvelle médication. Et parmi les plus récentes, nous pouvons citer celle de Schüller, qui au dernier congrès allemand de Berlin, proposait d'injecter dans les articulations malades une émulsion d'iodoforme additionnée de gaïacol. Enfin, encore plus récemment (3 janvier 1899), le professeur Lancereaux exposait à l'Académie de médecine les résultats heureux du traitement thyroïdien dans les affections dites rhumatismales et en particulier dans le rhumatisme chronique. Nous ne discuterons pas ces méthodes ; nous trouvons cependant qu'elles semblent bien négliger l'élimination de l'acide urique déjà formé.

Et c'est pourquoi, surtout pour la forme simple, telle que nous l'avons envisagée, nous préférons de beaucoup l'emploi des eaux minérales. Il nous reste à indiquer en quoi consiste ce traitement que nous avons déjà esquissé en analysant les différents tracés que nous présentons.

Le traitement comprend à la fois la pratique des eaux minérales (Vittel. — Eaux bicarbonatées sulfatées calciques) et celle de l'hydrothérapie.

Il dure en moyenne 21 jours ; la prolongation du traitement chez certains malades est une question d'initiative personnelle et de jugement de la part du médecin. D'une manière générale, le praticien doit tenir compte d'une foule de conditions, telles que l'âge, le sexe, le tempérament, les antécédents du malade, l'état actuel des organes, la durée plus ou moins longue de la maladie, etc...

Nous avons déjà donné une idée de notre manière de procéder à Vittel. La cure la plus importante est celle du matin à jeun ; elle comprend l'absorption de l'eau par doses progresssivement croissantes puis décroissantes après une courte période d'état ; l'action bienfaisante de l'eau est secondée pour l'hydrothérapie pratiquée le matin ou le soir indifféremment.

Nous insistons aussi sur l'hydrothérapie et le massage combinés ; ils nous ont toujours donné d'encourageants et nombreux résultats. L'augmentation de la pression sanguine provoque déjà une stimulation dans les échanges ; elle accroît la rapidité de la filtration ; les tissus absorbent, élaborent avec plus d'aisance et rendent aussi plus facilement les matériaux de déchet ; nous augmentons ainsi la vitalité en provoquant les échanges. C'est à cette œuvre que l'hydrothérapie contribue par la douche, le bain, le massage, les frictions.

Ce traitement est en général bien accueilli et bien supporté par les malades.

Nous réservons l'emploi de l'électricité aux formes plus sérieuses et surtout dans les cas d'atrophie musculaire.

Enfin, nous prescrivons le régime. Il consiste, suivant l'opinion de Kœlisch, à interdire les tissus glandulaires, riches en noyaux (ris de veau, cervelle, foie gras) et les extraits de viande, riches en bases xanto-nucléiniques. A part ces distinctions, ce régime est analogue à celui que l'on a l'habitude de prescrire en général dans l'arthritisme.

Il ne faut cependant pas attribuer une importance considérable au régime ; certains individus consomment beaucoup d'aliments azotés et n'ont cependant pas pour cela une élimination exagérée d'acide urique. Dans les Indes, les populations vivent de fromages, de lait, de riz, de légumes, et cependant sont très souvent atteintes de la pierre.

A côté du régime, nous recommandons tout particulièrement les exercices musculaires sans violence, modérément, les jeux, les courses à pied et en bicyclette.

Nous supprimons tout travail intellectuel ; le repos moral est absolument nécessaire et constitue un adjuvant précieux pour le succès de la cure.

En résumé, ce traitement a pour but et pour résultat :

1° D'alcaliniser le sang.

2° De modifier la composition des urines.

3° De provoquer et de stimuler les échanges entre les tissus ; de rétablir l'équilibre entre les diverses fonctions et par là d'agir puissamment sur la nutrition.

4° De débarrasser les tissus, les organes et le sang de l'acide urique qui s'y trouve en excès.

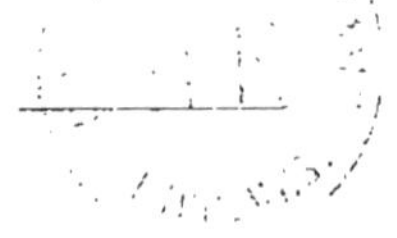

CONCLUSIONS

1° Le rhumatisme articulaire chronique simple ou d'emblée constitue une forme bien distincte et indépendante des autres formes chroniques.

2° La succession entre cette forme et les autres variétés n'existe pas.

3° Les lésions observées sont indépendantes du système nerveux.

4° L'acide urique, sans nier qu'une partie provienne de la désassimilation des matières albuminoïdes, a surtout pour origine la nucléine des noyaux cellulaires et particulièrement des globules blancs.

5° Le rhumatisme articulaire chronique simple est une lésion passagère, un trouble de nutrition (leucocytose pathologique) facilement curable.

6° Les eaux de Vittel (Grande Source) sont particulièrement indiquées dans le traitement de cette forme de rhumatisme chronique.

Saint-Dizier. — Typographie et Lithographie O. Godard.

BIBLIOTHEQUE NATIONALE DE FRANCE
3 7531 03813651 2

www.ingramcontent.com/pod-product-compliance
Ingram Content Group UK Ltd.
Pitfield, Milton Keynes, MK11 3LW, UK
UKHW021233230726
13926UKWH00003B/1415

9 782013 686150